GÜNTHER H. HEEPEN

Schüßler-Salze typgerecht

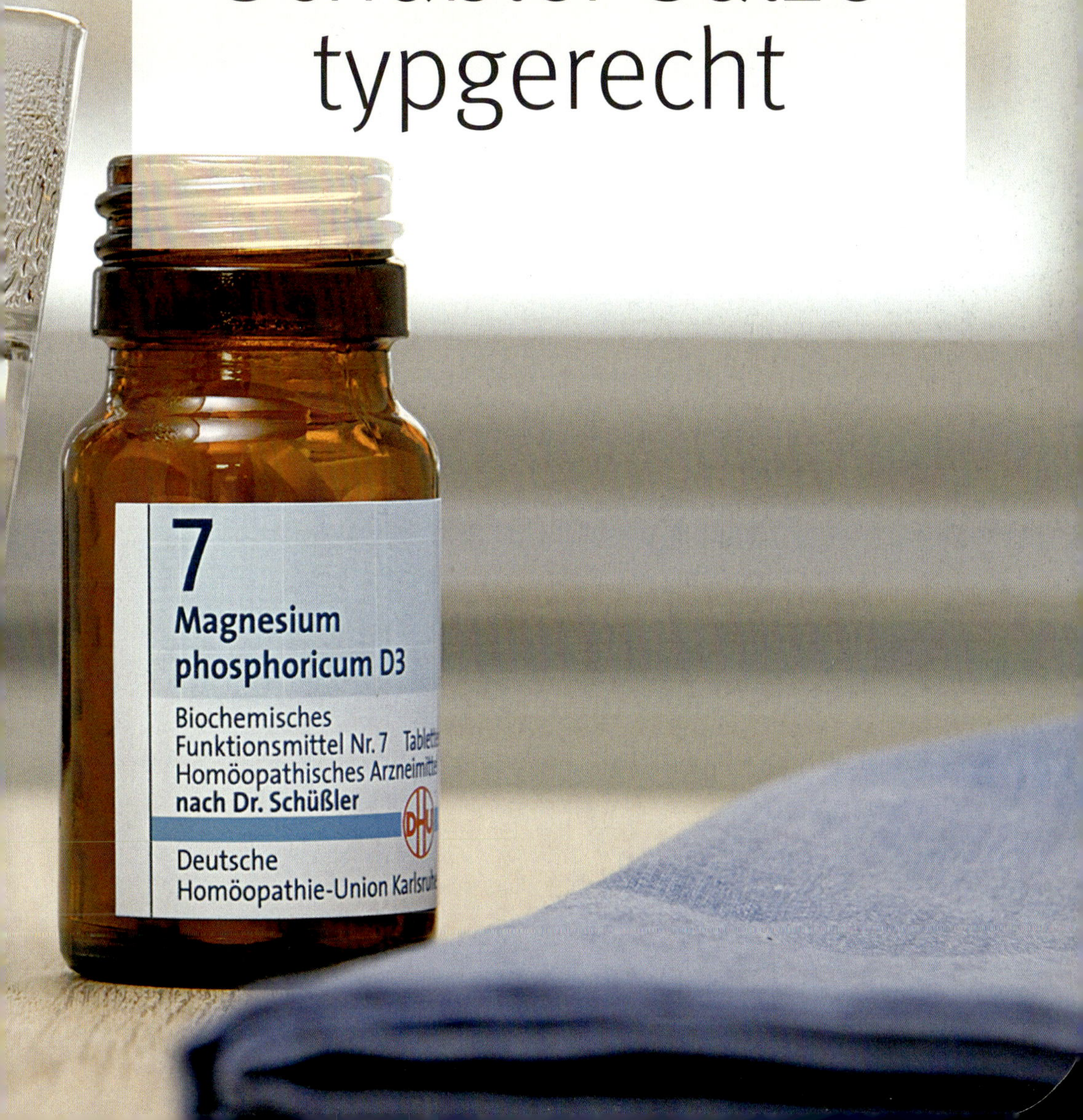

THEORIE

PRAXIS

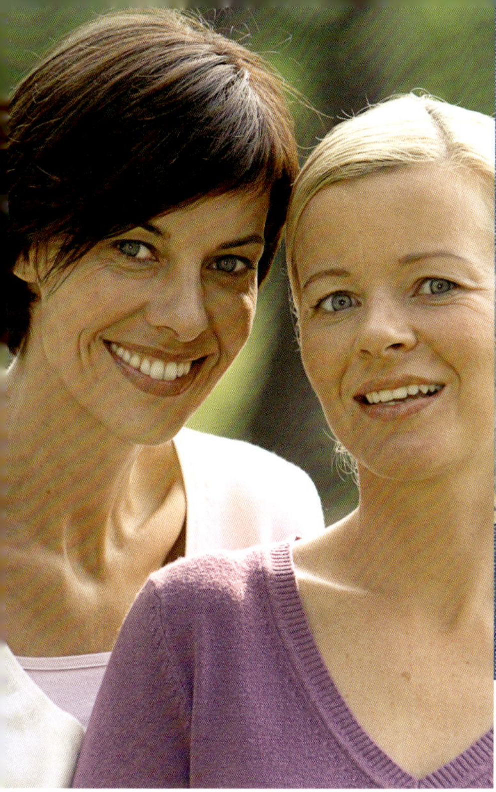

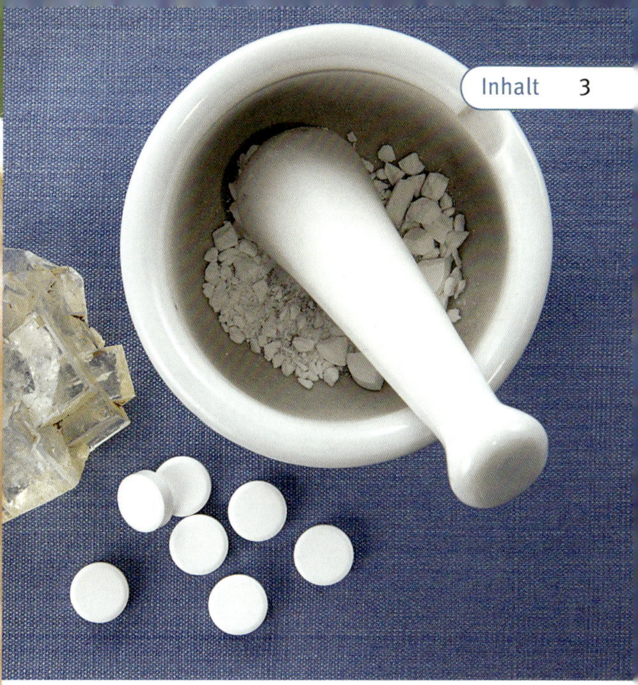

SERVICE

DER AUTOR

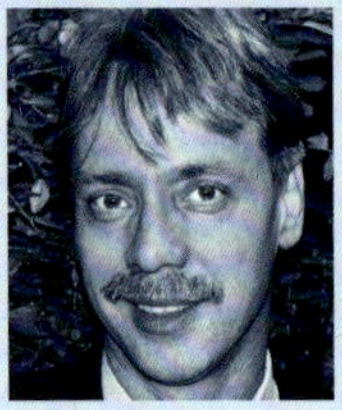

Günther H. Heepen ist Heilpraktiker, Psychotherapeut (HpG) und Medizinjournalist. Seit 1991 führt er eine Praxis in Tuttlingen und seit 2003 eine Zweitpraxis in Bamberg. Zu seinen Therapie- und Diagnoseschwerpunkten zählen neben der Biochemie nach Schüßler unter anderem die Hochfrequenztherapie sowie die Gelenk- und Wirbelsäulentherapie. Günther H. Heepen ist als Referent und Ausbilder zur Schüßler-Therapie im In- und Ausland tätig und hat bereits mehrere erfolgreiche Titel zu diesem Thema im Gräfe und Unzer Verlag veröffentlicht. Von 1993 bis 2003 leitete er den Landesverband Süden im Biochemischen Bund Deutschlands e.V. Er ist Fachbeirat im Vorstand des Biochemischen Bunds Deutschland e.V. und Redakteur der Schüßler-Zeitschrift »Weg zur Gesundheit«. Zahlreiche Interviews in Presse, Hörfunk und Fernsehen zum Thema Schüßler-Salze machten ihn weit über die Grenzen Deutschlands hinaus bekannt.

EIN WORT ZUVOR

Schüßler-Salze begleiten mich und meine Familie seit nahezu 30 Jahren. An meinen ersten Kontakt mit den Salzen kann ich mich noch gut erinnern: Als Kind und Jugendlicher litt ich unter allergischem Schnupfen. Meine Eltern und Geschwister sahen mich nie ohne links und rechts aus den Hosentaschen heraushängende Taschentücher herumlaufen. Ich musste fast ein halbes Dutzend operativer Eingriffe im Bereich des Nasenraums durchstehen, ohne ernsthafte Besserung zu finden.

Dann machte ich bei meiner Ausbildung zum Heilpraktiker Bekanntschaft mit den Schüßler-Salzen. Ich wagte einen Selbstversuch und nahm die Nr. 8 Natrium chloratum D6. Die Wirkung war fantastisch: Die Schnupfensymptome verschwanden vollständig. Doch in den Schüßler-Salzen steckt noch viel mehr als nur die Behandlung eines Schnupfens! Machen Sie sich mit der Antlitzdiagnostik vertraut, und finden Sie heraus, an welchem Salz es Ihrem Organismus besonders mangelt. Die von mir im Laufe der Jahre entwickelte Typ-Diagnostik und der Fragebogen helfen Ihnen, schnell die wesentlichen Heilsalze zu finden.

Übrigens: Hinten im Buch finden Sie den herausnehmbaren GU-Folder, in dem alles Wichtige zu den elf Schüßler-Salz-Typen zusammengefasst ist.

Besonders stolz bin ich auf ganz neue und bisher unveröffentlichte Forschungsergebnisse: Beobachtungen zur Beziehung zwischen dem Salz-Typ und der Regenbogenhaut des Auges; Untersuchungen zu Tierkreiszeichen und Schüßler-Salzen nach George W. Carey sowie zu den Antlitzmerkmalen von Franz Xaver Mayr. Das alles lesen Sie in diesem Buch – und das macht es einzigartig! Ich wünsche Ihnen viel Spaß bei Ihrer Typbestimmung und Gesundheit und Beschwerdefreiheit mit den Schüßler-Salzen!

Günther H. Heepen

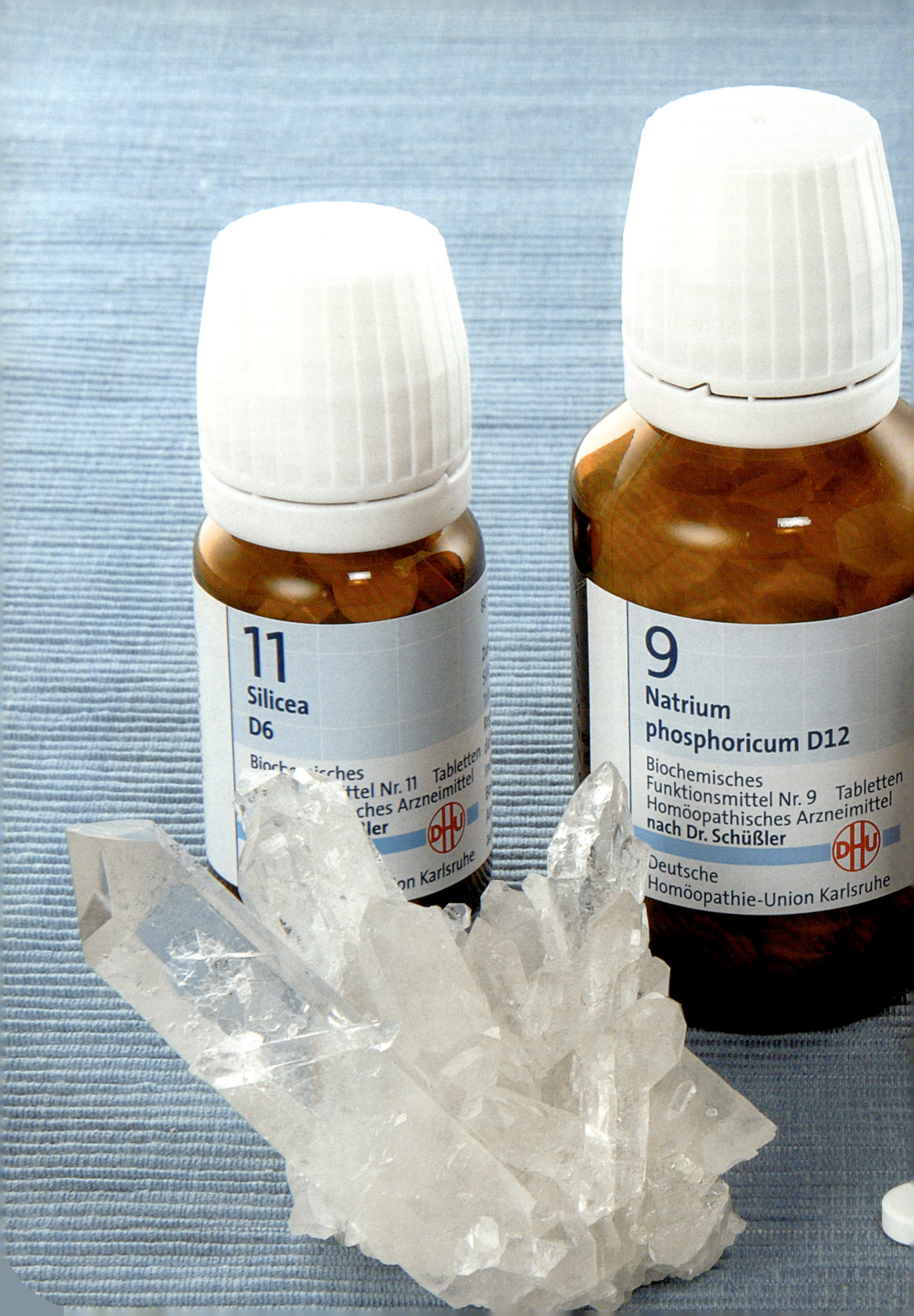
11
Silicea
D6
9
Natrium
phosphoricum D12
Biochemisches
Funktionsmittel Nr. 9 Tabletten
Homöopathisches Arzneimittel
nach Dr. Schüßler
DHU
Deutsche
Homöopathie-Union Karlsruhe

SCHÜSSLERS BIOCHEMIE UND ANDERE KONSTITUTIONSLEHREN

Sie ist heute genauso erfolgreich wie zur Zeit ihrer Entdeckung: Schüßlers Konstitutionslehre, mit der Sie typspezifische Beschwerden effektiv behandeln können.

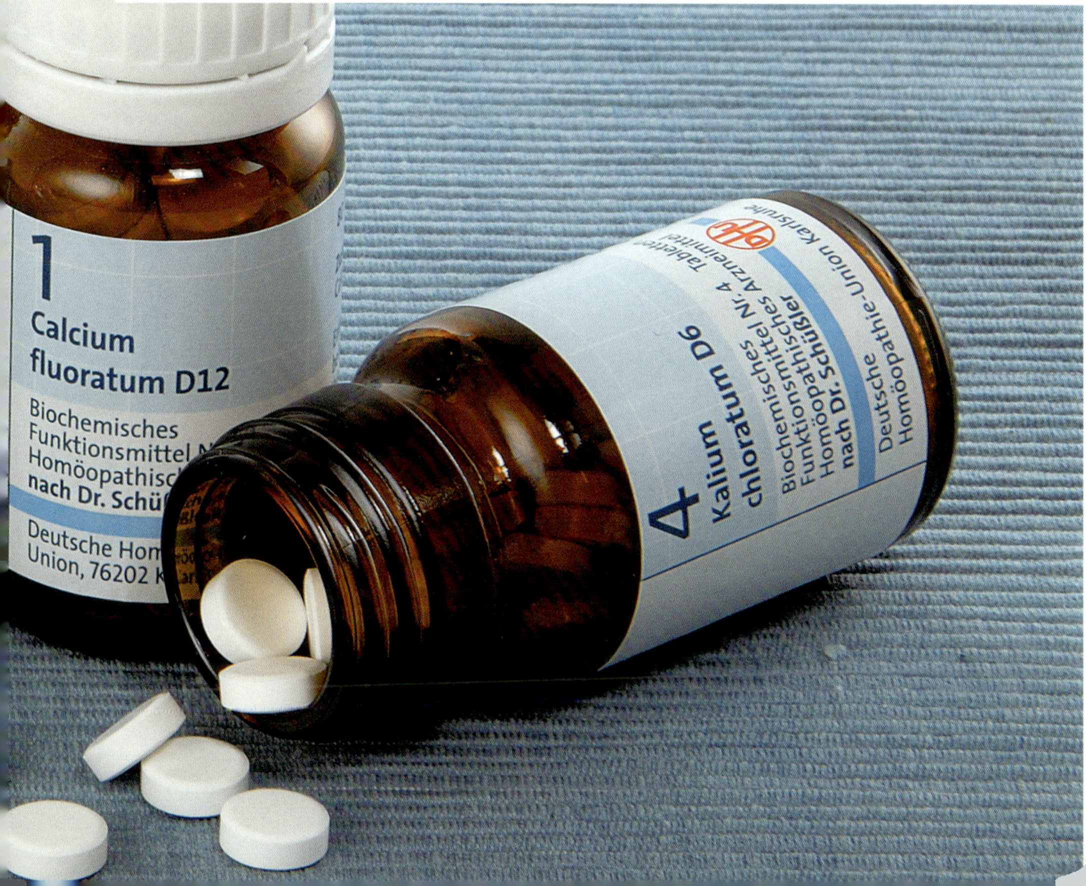

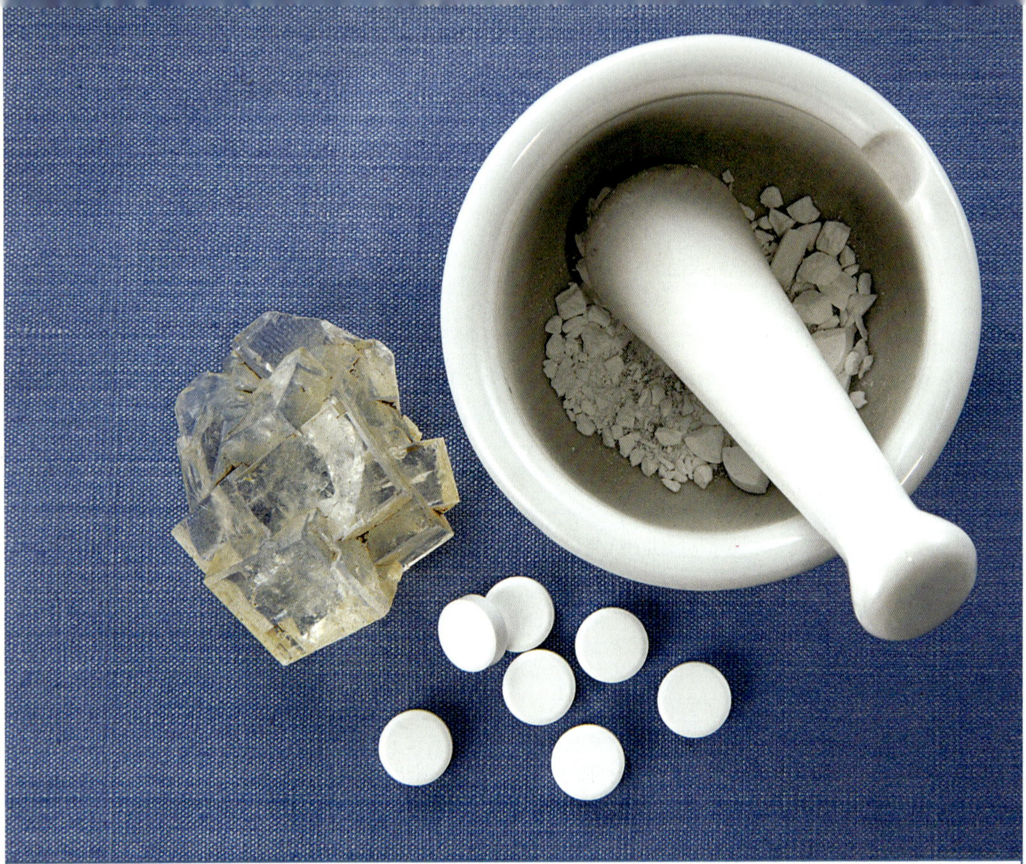

Einführung in die Biochemie nach Schüßler

SCHON GEWUSST?
Seit ihrer Entdeckung vor 130 Jahren helfen die Schüßler-Salze heilen. Und sie finden weltweit immer mehr Beachtung.

Der Oldenburger Allgemeinarzt Heinrich Wilhelm Schüßler (1821–1898) entdeckte Ende des 19. Jahrhunderts nach Literaturstudien und eigenen Forschungen, dass der menschliche Körper in allen seinen Gefäßen, Geweben und Organen Mineralsalze enthält. Mit Hilfe von mikroskopischen Untersuchungen der Asche von Leichen fand er heraus, welche Salze – neben jenen, die in der Medizin bereits nachgewiesen waren – im menschlichen Körper vorkommen. Schüßler vermutete, dass diese Salze notwendig sind für den Erhalt aller Lebensfunktionen und das reibungslose Wechselspiel zwischen den Organen. Die Ergebnisse seiner Arbeiten veröffentlichte er 1874.

Da die Wissenschaft seinerzeit darüber recht wenig wusste, war Schüßler weitgehend auf sich gestellt und begann, seinen Patienten Salze zu verabreichen – mit dem Ergebnis, dass sie gesund wurden. Aufgrund seiner Forschungen war Schüßler in der Lage, die Wirkung seiner Salze logisch zu erklären. So hat er eine fundierte Heilmethode geschaffen, die sich bis heute in der Praxis vielfach bewährt hat. Eine neue naturgemäße Therapie war entstanden – die Behandlung mit Schüßler-Salzen, die Biochemie.

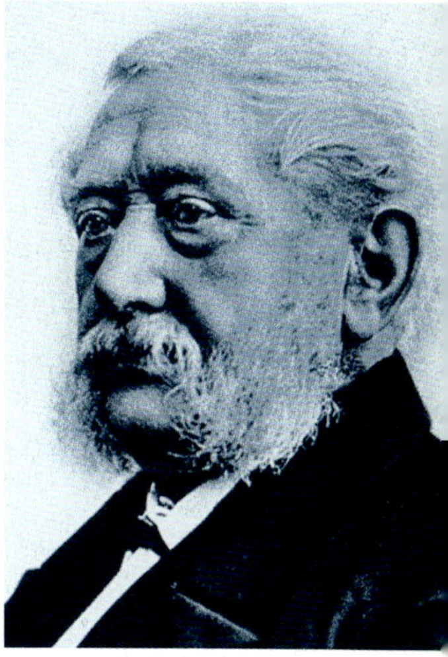

Der Arzt Heinrich Wilhelm Schüßler, Begründer der Biochemie.

Unser Körper braucht Salze

Das Wort »Biochemie« (abgeleitet aus dem Griechischen von bios: Leben und Chemie: die Wissenschaft der Elemente) hat heute in der Medizin zweierlei Bedeutung:

- Naturwissenschaftlich wurde dieser Begriff 1877 geprägt, um das Grenzgebiet zwischen Chemie, Medizin und Biologie zu benennen. Es ist die Lehre von den chemischen Vorgängen im Organismus, zum Beispiel bei Atmung, Stoffwechsel und Sekretion.
- Schüßler wählte den Begriff »Biochemie« für seine Heilmethode, da diese auf der Annahme gründet, dass Erkrankungen auf den Mangel bestimmter Mineralstoffe im Körper zurückzuführen und durch systematische Zufuhr dieser Stoffe zu heilen sind. Die von ihm verwendeten Mineralsalze bezeichnete er als Funktionsmittel, weil sie natürliche Körperfunktionen wieder ermöglichen, beschleunigen oder verlangsamen – stets im Sinne einer Regulation.

Was sind Salze?

Salze (Mineralsalze) sind organische und anorganische (nicht organische) Verbindungen von Metallen und Nichtmetallen; sie entstehen durch eine Reaktion zwischen Säuren und Basen unter Wasserabspaltung. Bei den Salzen bezeichnet das erste Wort das Metall, das zweite das Nichtmetall.

Zu den Metallen zählen beispielsweise die Mineralstoffe Kalzium, Magnesium und Natrium; aus Säuren wie Acidum phosphoricum (Phosphorsäure) und Acidum sulfuricum (Schwefelsäure) entstehen die nichtmetallischen Anteile, zum Beispiel im Kalziumphosphat (Calcium phosphoricum), dem Salz der Phosphorsäure, oder im Natriumsulfat (Natrium sulfuricum), dem Salz der Schwefelsäure.

Wie wirken Schüßler-Salze im Körper?

Die biochemischen Salze können im Organismus Funktionen beschleunigen oder verlangsamen, um so durch Krankheit gestörte Vorgänge wieder ins Lot zu bringen.

Sie helfen dem Körper aber auch, die mit der Nahrung aufgenommenen Salze effektiver zu verwerten und dorthin zu transportieren, wo sie gebraucht werden – in Geweben und Organen bis in jede einzelne Zelle.

Schüßler-Salze wirken also auf zweierlei Weise positiv in unserem Körper:

- Sie versorgen die Zelle mit den für sie im Zustand der Krankheit oder Störung wichtigen Mineralsalzen.
- Sie regen den Stoffwechsel des entsprechenden Salzes im Körper an, damit er wieder reibungslos funktioniert.

Salze beeinflussen auch Stoffwechselvorgänge wie Verdauung und Ausscheidung von Körpersekreten und Stoffwechselendprodukten, indem sie die natürlichen Vorgänge regulieren und so zur Heilung beitragen.

TIPP

Achten Sie für eine ausreichende Versorgung mit Salzen auf eine ausgewogene Ernährung mit Obst, Gemüse und Getreide. Trinken Sie reichlich Mineralwasser.

BEISPIEL: MUSKELKRÄMPFE UND MUSKELERMÜDUNG

- Bei Muskelkrämpfen beispielsweise hilft die Nr. 7 Magnesium phosphoricum D6, weil dieses Salz entkrampft und die Reizweiterleitung von Nerv zu Muskel verlangsamt.
- Bei Muskelermüdung ist die Nr. 5 Kalium phosphoricum D6 das richtige Salz, da es die Energiegewinnung in den Muskelzellen anregt und so die Muskel- und Nervenfunktion stabilisiert.

Mineralstoff-Therapie und Biochemie

Schüßler, von Hause aus Homöopath, verknüpfte für seine Therapie zwei in der Mitte des 19. Jahrhunderts aufkommende Theorien miteinander:

- die Lehre vom natürlichen Vorkommen der Salze im Organismus und den davon abhängigen Lebensvorgängen, mit der sich die großen Physiologen wie die Professoren Wilhelm Wundt, Jacob Moleschott und Gustav von Bunge an den Universitäten beschäftigten, und
- die Studien des Pathologen Professor Rudolf Virchow (1821–1902), der die Bedeutung der Zelle im menschlichen Organismus erforschte und Krankheiten zurückführte auf Störungen der Zelle, der kleinsten Lebenseinheit.

Schüßler zog als Homöopath daraus sein eigenes Fazit: Wenn die Mineralsalze für den Menschen so wichtig sind und Krankheiten auf Zellebene entstehen, was liegt dann näher, als die Salze einzusetzen zu Heil- und Regulationsvorgängen.

Schon bald führte er an seinen Patienten die ersten Behandlungen mit homöopathisch aufbereiteten, fein aufgeschlossenen Salzen durch. Da er seine Vermutungen bestätigt sah, konnte er in den folgenden Jahrzehnten seine Therapie darauf aufbauen.

SCHÜSSLER: MINERALSTOFFMANGEL TROTZ AUSREICHENDER VERSORGUNG

In seiner Schrift »Eine abgekürzte Therapie« (→ Bücher, Seite 122) beschreibt Schüßler das Gesetz des Minimums. Es besagt, dass ein Mineralstoffmangel in Zellen auch dann auftreten kann, wenn mit der Nahrung genügend Mineralstoffe aufgenommen werden. Schüßler führt den Mangel auf eine Verteilungsstörung (»Bewegungsstörung«) der Moleküle zurück (ein Molekül ist der kleinste Baustein chemischer Verbindungen). Als Folge können Mineralstoffe die Gewebe, in denen sie benötigt werden, nicht erreichen und bleiben im Überschuss im Blut. Von den Nieren, die für eine korrekte Zusammensetzung des Blutes sorgen, werden die ungenutzten Salze mit dem Urin wieder ausgeschieden. Schüßlers Vermutung wurde inzwischen wissenschaftlich bestätigt: Überschüssige Mineralstoffe wie Natrium, Kalium, Kalzium scheidet der Körper über hormonale Steuerungsmechanismen vermehrt aus.

Homöopathie und Schüßler-Salze

Die Homöopathie ist eine Ende des 18. Jahrhunderts von dem deutschen Arzt Samuel Hahnemann (1755–1843) entwickelte Methode, die mit hochverdünnten Arzneimitteln arbeitet und auf der Ähnlichkeitsregel basiert: »Ähnliches möge mit Ähnlichem geheilt werden«. Diese Regel besagt, dass ein Stoff, der beim Gesunden bestimmte Symptome auslöst, beim Kranken zur Heilung eben dieser Symptome eingesetzt wird.

Dazu wird der Ausgangsstoff, also die pflanzliche, tierische oder mineralische Ursubstanz, verdünnt. Feste Ursubstanzen wie Mineralsalze werden mit Milchzucker in einem Mörser rhythmisch verrieben, flüssige Ursubstanzen werden mit einem Alkohol-Wasser-Gemisch rhythmisch verschüttelt. Diesen Vorgang nennt man »Potenzierung«.

Der Begriff »Potenz« (lateinisch potentia = Kraft) bezeichnet in der Homöopathie den Grad der Verdünnung eines homöopathischen Arzneimittels. Da nach Hahnemann die Arzneiwirkung mit zunehmender Verdünnung stärker wird, nannte er den Herstellungsvorgang auch »Dynamisierung«.

WICHTIG
Die Herstellungsform der Potenzierung wurde aus der Homöopathie übernommen. Sie ist jedoch die einzige Gemeinsamkeit von Schüßler-Salzen und homöopathischen Medikamenten.

Die Potenzierung

Für die Herstellung der Potenz D1 wird ein Teil Ursubstanz mit neun Teilen Trägerstoff (Milchzucker) oder Trägerlösung (Alkohol-Wasser-Gemisch) verrieben oder verschüttelt. »D1« bedeutet, dass im dezimalen Verhältnis (also 1:10) vermischt wurde.

Die D1-Potenz enthält demnach ein Zehntel der Ursubstanz, die D2-Potenz (der Verdünnungsvorgang wird zweimal durchgeführt) ein Hundertstel der Ursubstanz.

Schüßler-Salze werden wie homöopathische Mittel aufbereitet, deshalb sind auch hier Dezimal-Potenzen gebräuchlich.

Regelpotenzen der Schüßler-Salze

Schüßler hat für seine elf Funktionsmittel Regelpotenzen festgelegt, in der Regel ist dies die Potenz D6, bei drei Salzen die Potenz D12. Nur wenn es die Krankheitssymptome des Patienten erfordern, können höhere oder niedrigere Potenzen verordnet werden.

Die Ergänzungsmittel

Schüßler arbeitete zunächst mit zwölf Funktionsmitteln, den sogenannten Basissalzen, verwarf aber eines wieder, weil sich dafür keine typischen Merkmale erkennen ließen.
Nach Schüßlers Tod entdeckten seine Nachfolger zwölf weitere Salze, die sich bei unterschiedlichen Beschwerden, bei denen die Basissalze nicht halfen, als hilfreich erwiesen (→ Seite 104 f.). Diese Salze mit den Nummern 13 bis 24 werden als Ergänzungsmittel bezeichnet.

Biochemische Salben und Seife

Neben der innerlichen Einnahme von Schüßler-Salzen erwies sich auch die äußerliche Anwendung als sehr effektiv. Aus Breiumschlägen mit zerstoßenen und mit Wasser vermengten Tabletten sind schließlich die biochemischen Salben entstanden.
Zur allgemeinen Hautpflege wurde Mitte des vergangenen Jahrhunderts außerdem eine biochemische Seife entwickelt. Da es keinen Hersteller mehr dafür gibt, beschreibe ich Ihnen auf Seite 44 f., wie Sie eine biochemische Pflegeseife ganz einfach selbst herstellen können.

DIE FUNKTIONSMITTEL MIT IHREN REGELPOTENZEN

Nr. 1 Calcium fluoratum D12
Nr. 2 Calcium phosphoricum D6
Nr. 3 Ferrum phosphoricum D12
Nr. 4 Kalium chloratum D6
Nr. 5 Kalium phosphoricum D6
Nr. 6 Kalium sulfuricum D6
Nr. 7 Magnesium phosphoricum D6
Nr. 8 Natrium chloratum D6
Nr. 9 Natrium phosphoricum D6
Nr. 10 Natrium sulfuricum D6
Nr. 11 Silicea D12

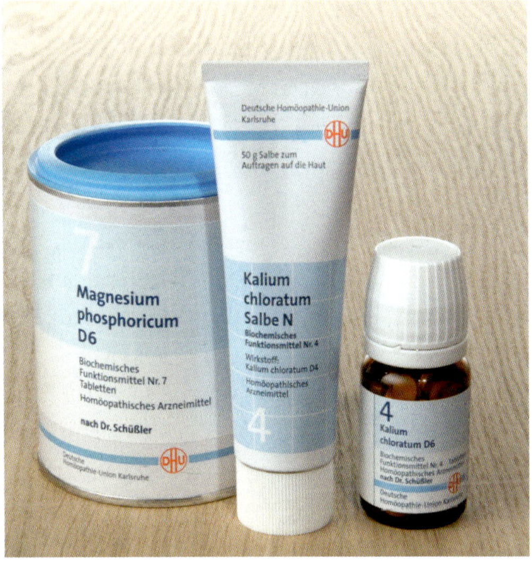

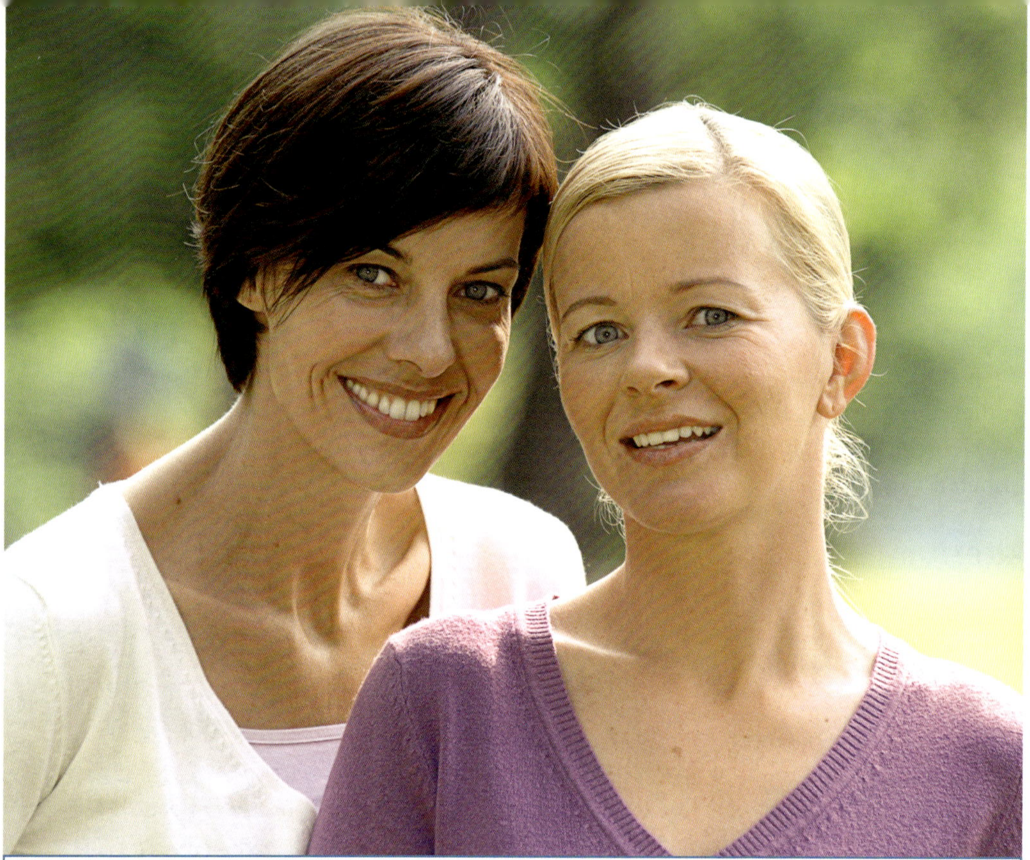

Konstitution und Konstitutionslehren

Die Erforschung des Menschen und seiner typischen Merkmale hat vielfältige Einteilungen in Konstitutionstypen hervorgebracht.

»Konstitution« – was ist das?

Konstitution und Disposition sind Begriffe, mit denen die inneren Ursachen von Erkrankungen beschrieben werden:

- Unter Disposition (lateinisch dispositio = planmäßige Anordnung) versteht man die Veranlagung für eine bestimmte

Krankheit oder ein Krankheitssyndrom, die ererbt oder im Mutterleib erworben sein können. Allergien beispielsweise sind erworbene Dispositionen.
- Unter Konstitution (lateinisch constitutio = Beschaffenheit) versteht man die Summe aller ererbten und erworbenen Dispositionen; sie ist die Gesamtverfassung eines Organismus.

In diesem Ratgeber geht es vor allem um die Gesamtverfassung des Menschen, also seine Konstitution, die alle körperlichen, seelischen und geistigen Merkmale beinhaltet.

Altertum: erste Hinweise auf Typeneinteilungen

Schon immer versuchte die Menschheit, Gesetzmäßigkeiten beim Körperbau und bei der Veranlagung zu Krankheiten zu finden, um mit ihrer Hilfe »Typen« oder »Konstitutionen« zu charakterisieren.

Bereits im Altertum finden sich erste Hinweise auf solche Typeneinteilungen. So unterschieden die Inder zwischen schmalen (Gazelle), mittleren (Hirschkuh) und breiten Typen (Elefantenkuh). Der griechische Arzt Hippokrates von Kos (460–370 v. Chr.), der als Begründer der westlichen Medizin gilt, beschrieb zwei Körperbau- und vier Temperamentstypen:
- Körperbautypen: habitus apoplecticus mit Neigung zum Schlaganfall, habitus phthisicus mit Neigung zur Schwindsucht.
- Temperamentstypen: Sanguiniker (lateinisch sanguis = Blut) mit wechselnden Stimmungen; Melancholiker (griechisch melas = schwarz, cholé = Galle) mit Neigung zu Schwermut und Trübsinn, Choleriker (griechisch cholé = gelbe, weiße Galle) mit heftigem Willen und aufgeregtem Gemüt; Phlegmatiker (griechisch phlegma = Schleim) mit langsamem, gleichgültigem bis kaltblütigem, apathischem Gefühlsablauf.

NEUE TYPENEINTEILUNG

Trotz Richtigkeit: Die Typeneinteilungen aus dem Altertum sind heute nicht mehr gebräuchlich.

Typenlehre nach Ernst Kretschmer

Die Einteilung nach Körperbautypen durch den Psychiater Ernst Kretschmer (1888–1964) ist die wichtigste wissenschaftlich anerkannte Typenlehre.

KRETSCHMERS EINTEILUNG NACH DEM KÖRPERBAU

- Der pyknische Typ: mittelgroße gedrungene Figur, weiches, breites Gesicht, Neigung zu Fettansatz am Körperstamm, kurzer, massiver Hals.
- Der athletische Typ: athletisch-muskulös, breite, ausladende Schultern, derber hoher Kopf, breiter Brustkorb, straffer Bauch, grober Knochenbau.
- Der leptosome Typ: lang, schmal, graziler Wuchs, kleiner Kopf, zurückweichendes Kinn, langer, schmaler Hals, flacher Brustkorb, schwache Muskulatur, Haltungsstörungen.

VEREINFACHT
Drei Körpertypen dominieren heute in der Medizin

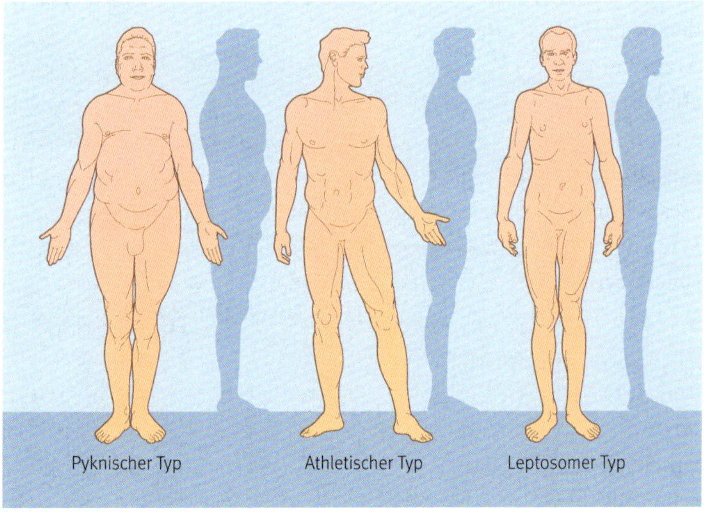

Weitere wichtige Konstitutionslehren

Neben Kretschmer haben sich weltweit über 30 andere Wissenschaftler mit der körperlich-konstitutionellen Typologie auseinandergesetzt. In Deutschland sind die Lehren von Friedrich August Carus (1770–1807), Carl Huter (1861–1912) und Bernhard Aschner (1883–1960) die bekanntesten. Andere Methoden, Menschentypen zu charakterisieren, sind etwa die Einteilungen nach der Physiognomie, nach der Irisfarbe (→ Seite 28), nach

körperlichen Reaktionsweisen (schwache, normale und starke Naturen), nach dem Enneagramm (zum Beispiel nach Erschöpfungstypen) oder nach den zwölf Tierkreiszeichen (→ Seite 30).
Spezielle Konstitutionstypen, die Heilmitteln zugeordnet sind, gibt es in der Homöopathie (→ unten), in der Anthroposophie nach Rudolf Steiner und in der Biochemie nach Schüßler (→ Seite 32).
Für das Verständnis der Konstitutionsbehandlung in der Biochemie sind nur jene wichtig, die ich im Folgenden beschreibe.

Homöopathie

Die in der Homöopathie geltenden Konstitutionen basieren auf den wichtigsten homöopathischen Arzneien, genauer: auf ihren Arzneimittelbildern. In diesen Arzneimittelbildern sind sowohl charakterliche Eigenschaften eines Menschen beschrieben als auch immer wiederkehrende körperliche Symptome. Das Arzneimittelbild charakterisiert somit genau den Menschen, auf den dieses homöopathische Mittel passt (siehe Beispiel unten).
Wie viele der über 2000 Arzneimittelbilder einen eigenen Konstitutionstypus beschreiben, ist umstritten. So stellt etwa um 1950 der Homöopath und Arzt Jochen Köhn fest, dass 20 homöopathische Konstitutionsmittel ausreichen, um die Grundleiden und -schwächen der Menschen zu behandeln. Erstaunlich an dieser Auswahl: 12 der 20 Mittel sind aus Metallen hergestellt, deren Salze in der Biochemie als Funktions- und Ergänzungsmittel eingesetzt werden.

Körperchemie

1992 veröffentlichte der amerikanische Charakterologe Carl E. Wagner seine Ergebnisse über Charakter- und Konstitutionstypen, die er in über 30 Jahren Forschung zusammengetragen hat. Er fand dabci frühere Arbeiten des Arztes Victor Rocine (von 1908) bestätigt, in denen dieser »chemische Typen des Menschen«

BEISPIEL: DER PULSATILLA-TYP

Ein Patient leidet unter wechselnden Stimmungen, empfindlichen Schleimhäuten, neigt zu Schweiß und Venenproblemen, ist schnell erschöpft, sehnt sich nach frischer Luft und liebt leichte Kleidung und Bewegung. – Seine Eigenschaften und Beschwerden decken sich mit der Beschreibung im Arzneimittelbild von Pulsatilla (der Küchenschelle); es handelt sich also um den Pulsatilla-Typ.

TYPEN-ZUORDNUNG NACH CHEMISCHEN ELEMENTEN

In der Körperchemie werden die Konstitutionen chemischen Elementen (Metallen wie Natrium, Kalzium und Nichtmetallen wie Phosphor, Kohlenstoff) zugeordnet. Bei der Analyse des Konstitutionstyps wird nach Wagner schrittweise vorgegangen: Zunächst wird das Temperament bestimmt und einem der 20 Typen zugeordnet. Die weitere Zuordnung berücksichtigt Größe, Gewicht, Kopfform, Haut, Haare, Gesichtsprofil sowie Linien und Form der Hände.

beschreibt. Rocine hatte durch Auswertung eines 4000 Fragen umfassenden Fragebogens bei seinen Patienten herausgefunden, dass sie 72 verschiedenen Typen zuzuordnen waren, die er mit 72 verschiedenen Diäten behandelte.

Wagner präzisierte die Arbeiten Rocines dahingehend, dass es nur 20 Grundtypen gibt, die sich in ihrer »Körperchemie« unterscheiden lassen. Weiter können sich nach Wagner diese »Einzel-Element-Typen« auch zu »Misch-Element-Typen« überlagern, zum Beispiel die Konstitutionen der Kalzium-, Phosphor- und Kohlenstoff-Typen zur Kalzium-Phosphor-Kohlenstoff-Konstitution.

Zur Behandlung der konstitutionellen Schwächen empfiehlt Wagner eine Ernährung, die verstärkt die »Konstitutions-Elemente« enthält, beim Silizium-Typ etwa Haferflocken, Gerste, Reis und Alfalfa.

Wagner und Rocine haben – vermutlich ohne Kenntnis der Lehre Schüßlers – festgestellt und damit bestätigt, dass die Einteilung nach Elementen ein wichtiger Aspekt in der Konstitutionsforschung ist und dass diese Zuordnung nach Metallen und Nichtmetallen neue Möglichkeiten einerseits des Erkennens von individuellen Stärken und Schwächen, andererseits ihrer Behandlung schafft.

Konstitutionstypen nach Metallen

Die Behandlung mit Metallen wurde schon von Paracelsus (1493–1541, Naturphilosoph und Arzt, Begründer der modernen wissenschaftlichen Medizin) praktiziert. Er schrieb:

»Metalle haben eine große Übereinstimmung mit dem menschlichen Körper. Denn Kräfte, die im Metall verborgen ruhen, sind auch im Menschen. Wenn Gleiches zum Gleichen kommt und mit Verstand gebraucht wird, so wird der Natur geholfen.«

Léon Vannier (1880–1963), französischer Homöopath und Begründer der Homöopathischen Laboratorien in Paris, und später die in Fachkreisen bekannte Schweizer Ärztin und Buchautorin

DIE METALL-ZUORDNUNGEN NACH SELAWRY

- Kupfer: anmutige, feminine und phlegmatisch-sanguinische Konstitution mit einem sensiblen Nervensystem und der Disposition zu Venen- und Nierenleiden sowie Krämpfen;
- Gold: kraftvolle, harmonische Konstitution und ein warmes Temperament mit Unterentwicklung und Leberschwäche, auch entzündlichen Gelenkerkrankungen;
- Eisen: maskulin muskulös-athletische Konstitution mit cholerischem Temperament und einer Veranlagung zu heftigen Entzündungen der Atemwege und Beschwerden des Galletraktes;
- Zinn: phlegmatisch-cholerische Konstitution möglicherweise auch mit Nervenschwäche, Erkrankungen der Bänder und Sehnen sowie der Gelenke;
- Blei: hagere, auffallend knochige Konstitution mit melancholischem Temperament, Anfälligkeit für Krankheiten und deren Chronischwerden;
- Silber: pyknische Konstitution mit phlegmatischem Temperament, Fettsucht und Entzündungen, vor allem der Haut, auch Magersucht und Störungen des Wasserhaushalts;
- Quecksilber: sanguinisches, beschwingtes Temperament mit konstitutionellen Schwächen des Lymphsystems und Neigung zu Katarrhen sowie Wucherungen der Schleimhäute.

Alla Selawry bereiteten das Wissen um diese Zusammenhänge neu auf.
Metalle sind auch Bestandteil von Salzen – und einige der hier beschriebenen Metalle finden sich in der Biochemie als Funktions- und Ergänzungsmittel.

Konstitutionen nach F. X. Mayr

Die Typenlehre nach Franz Xaver Mayr (1875–1965) ist eine auf diagnostischen Merkmalen beruhende Konstitutionslehre, die sich hervorragend dafür eignet, Schwachpunkte des Organismus im Antlitz, in Körperhaltung und -struktur zu erkennen.
Im Laufe seiner ärztlichen Tätigkeit entwickelte Mayr eine Typologie seiner Patienten, da ihm einerseits typische Gemeinsamkeiten, andererseits aber auch Unterschiede bei körperlichen Merkmalen (vor allem Farb- und Formveränderungen im Gesicht

sowie Merkmale an Zunge und Bauch) auffielen. Die körperlichen Merkmale weisen jeweils auf bestimmte Organbelastungen hin. Obwohl Mayr die biochemische Antlitzdiagnostik nach Hickethier (→ Seite 33) nie erwähnt, sind die vielen Parallelen zu dieser und zum Wirkungsspektrum der Schüßler-Salze hochinteressant.

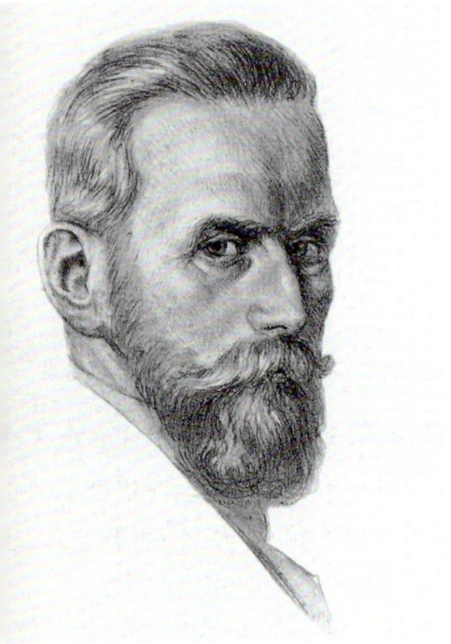

Der österreichische Arzt Franz Xaver Mayr begründete die Mayr-Kur, eine spezielle Ernährungstherapie zur Umstimmung des Organismus, die heute vor allem in Mayr-Kliniken erfolgreich angewendet wird.

F. X. Mayrs Antlitzzeichen – Parallelen zu den Salzen

Die Ursachen von Veränderungen im Gesicht liegen nach Mayr in einer Selbstvergiftung des Körpers. Von Selbstvergiftung (Autointoxikation) spricht man, wenn Stoffwechselprodukte – seien es natürlich entstehende oder aber krankhafte – nicht ausgeschieden werden und sich stattdessen im Organismus, vorzugsweise in der Leber, im Darm oder in den Nieren, ablagern. Aber auch Bakterien hinterlassen Toxine im Körper. Franz Xaver Mayr hat den Darm als Haupt-Giftproduzenten angesehen, denn er stellte fest, dass häufig selbst dann, wenn die Patienten mit ganz anderen Beschwerden in seine Praxis kamen, der erkrankte Darm Ursache für die Beschwerden, etwa Haut- oder Gelenkleiden, war.

In den vergangenen Jahren konnte ich die Antlitzzeichen Mayrs häufig bei Patienten feststellen und habe entdeckt, dass es viele Übereinstimmungen mit den Antlitzzeichen der Biochemie Schüßlers gibt. So ist die nachfolgende Übersicht entstanden. Sie gibt Ihnen zusätzliche Hinweise für Ihre Typbestimmung. Die Einbeziehung des Verdauungstraktes in die Behandlung ist dabei enorm wichtig. Nur so können Beschwerden ganzheitlich geheilt werden.

Von dem russischen Bakteriologen Ilja Metschnikoff (1845–1916), der für seine Arbeiten 1908 den Nobelpreis erhielt, stammt der Satz: »Der Tod sitzt im Darm.« Mit dieser Aussage verwies der Wissenschaftler schon vor über 100 Jahren auf die immense Bedeutung eines gesunden Darms. Metschnikoff hatte erkannt, dass durch den Verzehr fermentierter Lebensmittel wie Kefir und Sauermilch der Anteil der in der Darmflora ansässigen Milchsäurebakterien erhöht werden kann. Die Milchsäurebakterien verdrängen die ebenfalls im Darm angesiedelten toxinbildenden Bakterienstämme und schaffen damit, so Metschnikoff, eine gesunde Darmflora und stärken das Abwehrsystem – eine wichtige Voraussetzung für eine gute Gesundheit, die auch Mayr erkannt hat.

DIE SÄFTELEHRE

Der Begriff »Körpersäfte« stammt aus der Humoralpathologie (von lateinisch umor = Flüssigkeit und patho = Krankheit), einem medizinischen Erklärungsmodell, das von der Antike bis ins 19. Jahrhundert galt. Die Medizin ging damals davon aus, dass eine Störung der im Organismus fließenden Säfte wie Schleim, Blut und Galle die Ursache für das Entstehen von Krankheiten ist. Durch Aderlass, Schröpfen oder künstlich herbeigeführtes Erbrechen versuchte man, das Fließgleichgewicht der Säfte wieder herzustellen.

F. X. Mayr, der seine Methode »Humoraldiagnostik aus dem Gewebezustand« nannte, hat festgestellt, dass ein gestörtes Verhältnis der Körpersäfte zueinander (= Dyskrasie) eine wesentliche Ursache für das Entstehen von Krankheiten ist. Beobachten Sie sich im Spiegel und achten Sie auf die Antlitzzeichen von Familienangehörigen und Freunden! Mit etwas Übung können Sie sich so einem der im Folgenden beschriebenen Typen zuordnen und finden Parallelen zu Ihrem Salz-Typ.

DIE MAYR-LEHRE

Viele Krankheiten beruhen auf einer gestörten Darmfunktion oder werden dadurch ausgelöst. Chronische Beschwerden sind häufig die Folge.

Antlitzzeichen nach F. X. Mayr und deren Zuordnung zu den Schüßler-Salzen Nr. 1 bis Nr. 11

Der Haut-Typ Mayrs entspricht dem Calcium-fluoratum-Typ bei Schüßler, lässt sich also dem Schüßler-Salz Nr. 1 zuordnen. Er zeichnet sich nach Mayr unter anderem durch Hautfalten und Zahnkaries aus. Vor allem bei Säuglingen zeigt sich darmbedingt eine schlaffe, faltige Haut, das Knochenwachstum ist gestört. Bei Erwachsenen treten neben einer mäßigen Faltenbildung (vergleiche Gesichtsfalten-Typ, Seite 27 f.) auch starke Verhornungen der Haut (Hornhaut) auf. Chronische Darmstörungen können zum Erweichen des Zahnschmelzes aufgrund von Entkalkungsprozessen führen. Damit ist die Voraussetzung für Zahnkaries gegeben.

ANÄMIE – EIN SYMPTOM MIT VERSCHIEDENEN URSACHEN

Die Anämie ist eine Störung, die aufgrund einer zu geringen Anzahl an roten Blutkörperchen oder als Folge der Verringerung des Hämoglobingehaltes (des roten Blutfarbstoffs) entsteht. Die Anämie ist ein Signal, das auf akute und chronische Erkrankungen anderer Organsysteme hinweist. Sie verursacht Beschwerden wie Schwindel, Kopfschmerzen, Atemnot, Herzklopfen und Ohrensausen, die Leistungsfähigkeit der Betroffenen ist stark reduziert.

Der Blässe-Typ Mayrs passt zum Schüßler-Salz Nr. 2 Calcium phosphoricum, er fällt durch eine generelle Blässe und Schwäche sowie durch eine gestörte Blutbeschaffenheit auf. Mayr beschreibt diese Zeichen vor allem bei Säuglingen: Die Augen wirken matt, die Haut ist schlaff und faltig, typisch ist die Gesichtsblässe. Ferner sind die Augenbindehäute aufgrund schlechter Durchblutung oft blass – ein Zeichen für eine Anämie, im Volksmund als »Blutarmut« bezeichnet.

Beim Blässe-Typ Mayrs ist auch die Zahnbildung verzögert. Das Wachstum von Knochen, Haaren und Nägeln ist gestört. Bei Erwachsenen deutet ein blasses Gesicht auf eine durch den Darm bedingte »schlechte Blutbeschaffenheit« hin. Nach Mayr kommt es durch »Gefäßnervengifte« zur Verengung der Blutgefäße, dadurch zur »Blutleere« mit Blässe.

Der Darmschwäche-Typ Mayrs gibt uns Hinweise auf einen gestörten Eisenphosphat-Stoffwechsel und damit auf das Schüßler-Salz Nr. 3 Ferrum phosphoricum. Mayrs Zeichen, die zu diesem biochemischen Typ passen, sind: Längsrillen an den Fingernägeln, trockenes, mattes und glanzloses, auch struppiges Haar – aus biochemischer Sicht sind dies alles Hinweise auf Eisenverwertungsstörungen. Mayr sieht den Darm und die davon ausgehende Verunreinigung des Blutes als ursächlich für die Entwicklung solcher Signaturen an und schreibt: »Der Zustand des Haares hängt ab vom Zustand der Säfte, welche die Haarpapillen und die Haaröl produzierenden Drüsen versorgen.«

Der Zustand von Haut und Haaren deutet also neben einer Eisenphosphat-Störung auch auf eine mangelhafte Darmtätigkeit mit daraus resultierenden Fäulnisprozessen – die sich als Meteorismus und Flatulenz bemerkbar machen – hin.

Die sowohl nach Mayr als auch nach Schüßler zu Ferrum phosphoricum passenden Mangelzeichen sind bläuliche bis schwärzli-

METEORISMUS UND FLATULENZ – WAS IST DAS?

Als Blähsucht oder Meteorismus wird eine darmbedingte Störung bezeichnet, bei der eine übermäßige Gasansammlung im Magen-Darm-Trakt entsteht. Im extremen Fall kommt es zur Auftreibung des Leibes und zu Zwerchfellhochstand. Dies wiederum kann zu Atem- und Herzbeschwerden führen, obwohl Herz und Lunge nicht erkrankt sind. Gehen Winde ab, spricht man in der Medizin von Flatulenz. Flatulenz und Meteorismus weisen darauf hin, dass der Darm nicht einwandfrei arbeitet oder aber wir nicht darmgerecht essen. Das ist der Fall, wenn die Ernährung zu einseitig ist, also zu viel tierisches Eiweiß oder zu viele Kohlenhydrate verzehrt werden (vor allem Süßigkeiten).

che Hautverfärbungen im Bereich der Augen. Sie treten durch eine toxisch bedingte Erweiterung der kleinen Haargefäße (Kapillargefäße) auf. Dies führt zu einem Sauerstoffmangel im Blut. Das nicht sauerstoffgesättigte Blut wirkt dunkel – dies ist in der feinen Gesichtshaut als bläulich-schwärzliche Verfärbung sichtbar.

Der Schleimhaut-Typ Mayrs entspricht dem Kalium-chloratum-Typ, also dem Schüßler-Salz Nr. 4. In der Biochemie handelt es sich bei diesem Typ genau wie bei Mayr um einen Menschen mit empfindlichen Schleimhäuten und immer wieder auftretenden Entzündungen. Mayr beschreibt seinen Typ wie folgt: Die Haut kann trocken und schuppig sein (weiße Schüppchen = besondere Beziehung zu Kalium chloratum); das Blut ist dickflüssig – es kommt zu Ernährungsstörungen von Haut und Haaren. Um die Augen herum zeigt sich bei Entzündungen eine blass-weißliche bis weiß-bläuliche Verfärbung; dies lässt auf Magen-Darmentzündungen schließen, die beispielsweise durch den übermäßigen Verzehr von Süßigkeiten, durch Kaffee und Nikotinmissbrauch ausgelöst werden. Auf der Zunge kann ein dicker weißer Belag entstehen. Dieser wiederum ist Ausdruck einer »Säfteverunreinigung« bei chronischen Magen- und Darmerkrankungen.

AUGENBRILLE

»Augenbrille« wird in der Biochemie die weißliche Verfärbung genannt, die um die Augen herum auftreten kann. Dieses Merkmal ist oft beim Kalium-chloratum-Typ zu beobachten.

ABFALLPRODUKT SCHLACKEN

Schlacken und Schlackenstoffe sind unverdauliche Endprodukte des Verdauungsstoffwechsels, die der Körper nicht verwerten kann. Lagern sie sich im Gewebe ab (Verschlackung), kommt es zu Hautbeschwerden, chronischer Müdigkeit, Muskelverhärtungen und Gelenkbeschwerden. Eine schlackenarme Ernährung ist eine Kostform, die arm an un- oder schlecht verdaulichen Bestandteilen ist; denn diese fördern das Entstehen von Fäulnisstoffen. Geeignet ist Nahrung, die wenig Fleisch, keine Hülsenfrüchte oder Kohlarten sowie keine Süßigkeiten enthält. Basische Lebensmittel wie Kartoffeln, Reis und Hirse sind empfehlenswert, Fruchtsäfte sollten reduziert werden.

Der Fäulnis-Typ Mayrs ist biochemisch gesehen der Nervenschwache, aber auch derjenige, der zu Fäulnisbildung im Darm neigt. Diesen für das Schüßler-Salz Nr. 5 Kalium phosphoricum typischen schmutzig-grauen Gesichtsausdruck beschreibt auch Mayr. Er betrachtet diesen als Ausdruck einer generellen Verdauungsstörung. Die Antlitzzeichen treten aufgrund von Zersetzungsprozessen im Darm mit Ablagerung von Schadstoffen im Körper auf. Sie kommen vorwiegend bei chronischer Verstopfung, Missbrauch von Abführmitteln und bei genereller Verschlackung vor. Eine Darmreinigung verbessert das Aussehen. Übler Mundgeruch, ebenfalls ein Indiz für Kalium phosphoricum, tritt bei Fäulnis- und Zersetzungsprozessen im Magen-Darmtrakt auf. Mayr: »Die Verpestung des Atems eines Menschen wächst mit der Verunreinigung seines Blutes.« Auch unangenehme Körpergerüche deuten auf derartige Fäulnisprozesse im Organismus hin.

Der Leberschwäche-Typ Mayrs leidet unter einer Funktionsstörung der Leber; er ist ebenso der chronisch erkältete Typ. Damit entspricht er dem Kalium-sulfuricum-Typ Schüßlers und lässt sich dem Salz Nr. 6 zuordnen. Mayr beschreibt diesen Typ so: Auf der Haut zeigt sich eine übermäßige Pigmentierung, meist gelblich-bräunlich (»Altersflecken«); ebenso können Sommersprossen auftreten. Diese Pigmentierung verschwindet wieder, wenn der Darm richtig arbeitet. Die Skleren (das Augenweiß) sind durch die Ablagerung von Gallenfarbstoffen oft gelblich (→ auch Nr. 10 Natrium sulfuricum), was für eine unterschwellig vorhandene Gelbsucht spricht, die den Schwächezustand von Leber und Galle verrät. Mayr-Ärzte haben festgestellt, dass bei immer mehr Menschen das Augenweiß leicht gelblich verfärbt ist. Dies deutet auf gestörte Stoffwechselprozesse hin.

Der Gesichtsröte-Typ Mayrs findet sich auch in der Biochemie nach Schüßler beim Salz Nr. 7 Magnesium phosphoricum: Die typische Magnesia-Röte (→ Seite 85) sowie die Neigung zu spontanem Erröten sind Zeichen eines Magnesium-phosphoricum-Mangels. Generell kann Röte im Gesicht bei Aufregung, Ärger und Herz-Kreislauf-Beschwerden auftreten. Aus biochemischer Sicht ist das stets ein Hinweis, dass der Körper genau dieses Salz benötigt. Die Ursache der Röte sind Darmgifte, die sich im Gewebe abgelagert haben. Die Röte entsteht durch Erweiterung der winzigen Haargefäße (Kapillargefäße) und vermehrte Füllung der Blutgefäße. Bei einer Störung reagieren die Blutgefäße nicht mehr adäquat: Sie erweitern sich oder ziehen sich abnorm zusammen (= Blässe). Eine leicht rötliche Färbung im Antlitz und schnell wieder abklingendes Erröten sind Ausdruck eines frühen Stadiums einer Darmbelastung.

Der Flüssigkeits-Typ Mayrs weist eindeutige Parallelen zum Natrium-chloratum-Typ Schüßlers auf, das passende Salz ist die Nr. 8 Natrium chloratum. Dieser Typ ist nach Mayr ebenso wie nach Schüßler ein Mensch, bei dem der Flüssigkeitshaushalt nicht intakt ist. Das Gesicht wirkt durch Wassereinlagerung aufgequollen und aufgedunsen, die Augenlider sind geschwollen. Mayr nennt dies

BLUTFÜLLE UND DICKES BLUT

Naturheilkunde und Medizin beschreiben mit den Begriffen Blutfülle oder Blutverdickung die Tatsache, dass der Anteil an Blutzellen im fließenden Blut zu hoch ist. Das bedeutet, dass das Blut dicker ist und somit schlechter durch die kleinen Arterien (= Kapillargefäße, Haargefäße) fließen kann. Dadurch reduziert sich die Versorgung des Gewebes mit Nährstoffen, der Abtransport von Schlackenstoffen ist eingeschränkt und der Blutdruck steigt aufgrund der notwendig gewordenen höheren Pumpleistung des Herzens. Naturheilkundlich arbeitende Ärzte und Heilpraktiker empfehlen ihren Patienten einen Aderlass oder regelmäßiges Blutspenden. Aufgrund der darauf folgenden Auffüllung der Blutflüssigkeit mit Gewebewasser verdünnt sich das Blut – die Beschwerden gehen zurück.

treffend »Vollmondgesicht«. Trockenheit der Haut sowie schuppende Haut beschreibt er als weitere Folgen dieser darmbedingten Störung. Die Augen tränen häufig, das Sekret brennt (→ auch Dyskratischer Iristyp, Seite 90 f.). Die Ursachen dafür liegen in der Ausscheidung von aggressiven Krankheitsstoffen. Der Speichel kann dünnflüssig sein und übermäßig produziert werden, die Mundschleimhaut glänzt auffallend feucht. Die Zunge kann aber auch trocken sein. Durch die »Blutfülle« verschlechtern sich die Fließeigenschaften des Blutes (→ auch Kalium chloratum, Seite 72 f.). Die Konsequenz zeigt sich auch an Finger- und Fußnägeln: Sie werden schlechter ernährt, weil die Nährstoffversorgung gestört ist. Die Folge sind dünne und empfindliche Nägel.

Dem Stoffwechsel-Typ Mayrs entspricht in der Biochemie Schüßlers der verdauungs- und stoffwechselbelastete Natrium-phosphoricum-Typ (Salz Nr. 9). Kennzeichnend für diesen Typ ist ein gestörtes Verhältnis der Säuren im Körper. Mayr beschreibt genau wie Schüßler den Säugling mit immer wieder auftretenden Verdauungsstörungen, Nahrungsunverträglichkeiten und der nicht korrekten Aufspaltung der Nahrung mit dem Resultat, dass der Stuhlgang säuerlich riecht. Bei Erwachsenen tritt Völlegefühl auf, die Augen wirken matt, und oft reagiert diese Person auch psychisch sauer, also gereizt. Mayr beschreibt diesen Typ so: Das Gesicht wirkt blässlich, die Wangen sind schlaff und eingefallen, sie können wie die Mundwinkel herabhängen. Die Haare sind fettig, auch die Haut. Es kommt zur Überproduktion von Fett und zu Aknepusteln und Mitessern – ausgelöst durch eine übermäßige Produktion von Säuren.

Der Verdauungsschwache-Typ Mayrs ist biochemisch gesehen der verdauungsgestörte

DER SÄURE-BASEN-HAUSHALT UND SAURER URIN

Mit Säure-Basen-Haushalt ist die lebensnotwendige Konstanthaltung der Gewebeflüssigkeiten durch den Stoffwechsel gemeint. Säuren und Basen müssen im Körper im richtigen Verhältnis zueinander stehen – sonst sind wir nicht lebensfähig. Entstehen – zum Beispiel ernährungsbedingt – zu viele Säuren, helfen Puffersysteme im Körper, die Säuren unschädlich zu machen und sie auszuscheiden. Ein saurer Urin (unterhalb des pH-Wertes 7) bedeutet deshalb nicht, wie oft geschrieben wird, dass der Körper übersäuert ist, sondern lediglich, dass er Säuren ausscheidet. Und das ist je nach Tageszeit ganz unterschiedlich. Der stärkste Säurefluss setzt über Nacht ein – der Morgenurin ist deshalb sauer (pH-Wert 5 bis 6).

Natrium-sulfuricum-Typ (Salz Nr. 10). Blähungen, Winde, Verstopfung und Durchfall sind die am häufigsten auftretenden Beschwerden, die zu ganz typischen Antlitzzeichen führen. Durch Lähmung der Blutgefäße im Gesicht kommt es zu einem aggressiv-rötlichen, ins Bläuliche gehenden Hautbild; die Röte wirkt flammend, wie verbrannt. Zersetzungsprozesse im Darm können auf einen Rauschzustand hindeuten. Das Gesicht wirkt wie das eines Alkoholikers. Mayr: »Alle Menschen mit Gas- und Kotbauch sind chronische Alkoholiker.«

Als Gasbauch bezeichnet Mayr einen hängenden Bauch, der seinem Besitzer eine lässig wirkende Haltung verleiht. Eine Person mit Kotbauch dagegen fällt laut Mayr durch die nach vorne gebeugte Haltung auf. Im ausgeprägten Zustand wirkt der Bauch stark nach unten hängend und hervorquellend. Beim Darmatoniker (wenn der Darm schwach ist) führen Belastungen wie Aufregung, Bewegung, Essen und Abkühlung zur Überschwemmung des Körpers mit Zersetzungsprodukten aus dem Darm, bei denen minderwertige Fuselalkohole entstehen. Die dazu passende Röte der Nase (→ Natrium-sulfuricum-Typ, Seite 97) zeigt einen Lähmungszustand der kleinen Haargefäße (Kapillaren) an. Je länger die Darmvergiftung anhält, desto stärker sind Wangen und Nase (Schmetterlingsform) gerötet. Auch die Hände können gerötet sein; manchmal kommt es zur Rosacea-Krankheit (Kupferfinnen). Nach dem Essen sind die Augen oft trüb und das Gesicht blass; die Haut wirkt schlaff. Diese Typen sind nach dem Essen müde, sie neigen zu morgendlichen Kopfschmerzen. Durch einen Gallestau (mangelnde Abgabe von Gallensäuren über die Gallenblase) kann eine grünlich-gelbe Verfärbung im Gesicht auftreten.

SCHLECHTE HALTUNG?
Nicht immer ist die Wirbelsäule für eine schlechte Körperhaltung die Ursache – oft liegt eine gestörte Darmfunktion vor.

Der Gesichtsfalten-Typ Mayrs hat als Merkmale genau wie der Silicea-Typ Schüßlers, dem das Salz Nr. 11 zugeordnet wird, ein schwaches Bindegewebe, generell faltige Haut und Krähenfüße im Gesicht. Die Haut ist dünn und welk. Mayr schreibt, dass die ausgeprägten Gesichtsfalten und die welk wirkende Haut einerseits altersabhängig sind, andererseits aber durch Wind und Wetter bedingt bei Seeleuten und Landwirten auftreten. Menschen, die viel im Freien arbeiten, zeigen deutliche Spuren im Antlitz. Dennoch sind diese Ursachen nach Mayr nur sekundär. Als primären Grund für die ausgeprägte Faltenbildung sieht er eine chronische Einwirkung von Darmgiften an. Vor allem bei Menschen, die viel Rohkost verzehren und damit Gärungsprozesse im Darm provozieren, ist die sehr faltige Haut Zeichen eines fortgeschrittenen Stadiums. Rohkostreduzierung und eine ausgewogene Ernährung kann dieser Faltenbildung vorbeugen und sie verhindern – ebenso aber die Haut wieder straffen. Interessant ist, dass auch Schulmediziner bei Gärungsprozessen im Darm Präparate verordnen (sogenannte Entschäumer), die neben anderen Wirkstoffen Silizium enthalten.

Iriskonstitutionen

Naturheilkundlich arbeitende Ärzte und Heilpraktiker können im Auge, genauer: aus Farbmustern der Regenbogenhaut (Iris), die Disposition zu Krankheiten, anlagebedingte konstitutionelle Schwächen und Organstörungen erkennen. Wesentliches Merkmal für die Konstitutionstypen-Bestimmung aus dem Auge (Iriskonstitution) ist die Augenfarbe.

Werden von einigen Autoren, die sich mit der Irisdiagnostik beschäftigen, nur sieben bis neun Konstitutionen beschrieben, so haben andere Irisdiagnostiker das System auf über 20 Typen ausgeweitet. Zur Behandlung ihrer speziellen Beschwerden werden den einzelnen Typen bestimmte Heilmittel aus dem Bereich der Pflanzenheilkunde, der Homöopathie und/oder der Biochemie zugeordnet. Interessant ist, dass sich die Iriskonstitutionen jeweils biochemischen Konstitutionsbildern zuordnen lassen.

Das Auge eines Menschen sagt viel aus.

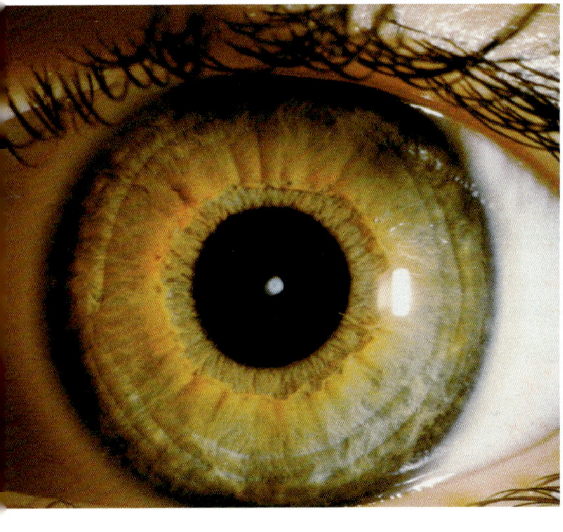

Iristypen und die Zuordnung zu den Schüßler-Salzen

Neben den Haupt-Konstitutionen der Irisdiagnostik gibt es weitere untergeordnete Konstitutionen. Manche Schüßler-Salze sind

IRISDIAGNOSTIK: UNTERSCHIEDE IN DER AUGENFARBE

Bei der Augenfarbe wird grundsätzlich zwischen blauäugigen, braunäugigen und Mischtypen unterschieden:

- Hellblaue, feinfaserige Iriden kennzeichnen den lymphatischen Typ mit Anfälligkeit für Schleimhauterkrankungen wie Katarrhen im Nasen-Rachen-Raum, in den Harnwegen oder im Verdauungstrakt.
- Die kräftige, dichte braune Iris weist den hämatogenen Typ aus, seine Schwachpunkte liegen im Bereich der Leber und der Drüsen mit Neigung zu Unterfunktion.
- Die Mischkonstitution zeigt das braune Auge, bei dem eine andere Farbe durchschimmert. Menschen mit diesen Iriden zeigen Schwächen im Leber-, Galle- und Darmbereich.

den Haupt-, andere den Unterkategorien zuzuordnen; um Missverständnissen vorzubeugen, spreche ich im Folgenden von Iristyp – in Analogie zu den Konstitutionstypen der Schüßler-Salze. Die Iristypen passen exakt zur jeweiligen Typbeschreibung der einzelnen Schüßler-Salze. Sie geben Ihnen zusätzliche Hinweise zu den Schwächemerkmalen Ihres Körpers und helfen Ihnen, sich noch erfolgreicher typgerecht zu behandeln. Da die Nr. 1 Calcium fluoratum und die Nr. 11 Silicea sowie die Nr. 3 Ferrum phosphoricum und die Nr. 4 Kalium chloratum jeweils ähnliche Merkmale aufweisen, wiederholen sich bei diesen Typen (ab Seite 60) die beschreibenden Details.

So bestimmen Sie Ihren Iristyp

Schauen Sie sich zunächst die verschiedenen Konstitutionstypen ab Seite 60 und die dazu passenden Iristypen in Ruhe an. Besorgen Sie sich eine Leselupe mit fünf- bis achtfacher Vergrößerung und betrachten Sie damit die Augen von Familienmitgliedern oder Freunden. Hilfreich ist eine kleine Taschenlampe. Leuchten Sie immer von der Seite, so dass Sie Ihr Gegenüber nicht blenden. Möchten Sie Ihr eigenes Auge untersuchen, sollten Sie sich eine spezielle beleuchtete Spiegelaugenlupe für Kontaktlinsenträger kaufen (erhältlich in Optik-Fachgeschäften). Damit können Sie Ihren Typ leicht selbst bestimmen.

BIS NACH INDIEN

Carey war ein großer Verfechter der Schüßlerschen Lehre. Er schrieb verschiedene Bücher über Schüßler-Salze, die nicht nur im englischsprachigen Raum, sondern auch in Indien große Verbreitung gefunden haben.

Schüßler-Salze und Tierkreiszeichen – eine besondere Beziehung

Bei der Auswahl eines Konstitutionssalzes kann neben den Antlitz- und Iriszeichen auch Ihr Tierkreiszeichen weiterhelfen.

Die Zuordnung der Schüßler-Salze zu den Tierkreiszeichen geht auf den amerikanischen Arzt und Biochemie-Lehrer George W. Carey aus Los Angeles/Kalifornien zurück. Im Laufe seiner praktischen Tätigkeit entdeckte Carey, dass Zusammenhänge bestehen zwischen der astrologischen Konstitution eines Menschen und dem zu ihm passenden Schüßler-Salz.

Im Jahr 1916 schrieb Carey ein Buch über die Beziehungen der Schüßler-Salze zu den Tierkreiszeichen mit dem Titel »A Course of Instruction in the Biochemic Pathology of Disease« (Eine Anleitung für die biochemische Behandlung von Krankheiten). Die

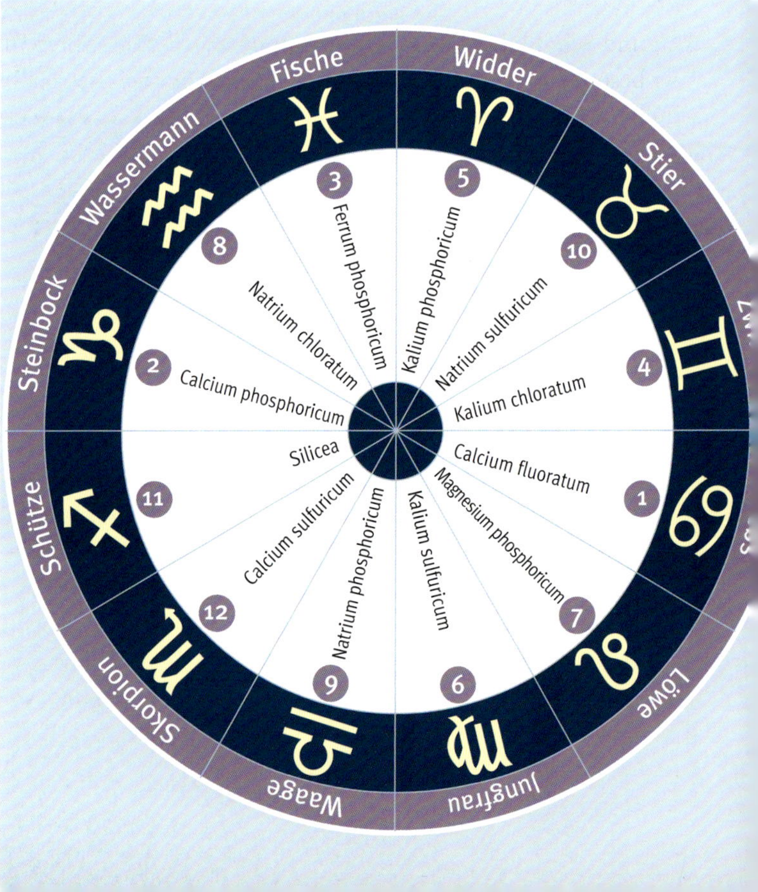

Bei der Suche nach dem passenden Schüßler-Salz kann das Tierkreiszeichen helfen – hier die Zuordnungen nach George W. Carey im Überblick.

erste Veröffentlichung in Deutschland im Jahr 1982 wurde unterschiedlich aufgenommen. Manche Anhänger der Schüßler-Salze kritisierten die Beschreibungen Careys, denn es ging ihnen zu weit, dass die Astrologie in die Lehre Schüßlers einbezogen wurde. Andere wiederum gratulierten der biochemischen Zeitschrift »Weg zur Gesundheit« (→ Seite 122) zu deren Mut, die Beobachtungen und Erfahrungen von Carey zu publizieren.
Meiner Meinung nach muss man nicht unbedingt ein Anhänger der Astrologie sein, um Careys Erkenntnisse anzuwenden. Für mich ist es eine weitere Möglichkeit, ebenso wie die Irisdiagnose oder die Typenlehre F. X. Mayrs, um Zusammenhänge zu anderen praktisch erprobten Theorien aufzuzeigen. Jeder mag für sich beurteilen und ausprobieren, inwiefern die Beurteilung nach den Tierkreiszeichen die Einteilung in Konstitutionen ergänzt. Ich selbst habe in der Praxis gute Erfahrungen damit gesammelt.
Carey, fasziniert von der auffälligen Verbindung der Tierkreiszeichen und Schüßler-Salze, war der Meinung, dass beide Lehren in einer besonderen Beziehung zueinander stehen. Ein Beispiel: Nach Schüßler ist die Nr. 5 Kalium phosphoricum das Salz für alle Zustände von Depressionen. Schüßler empfiehlt es sowohl bei körperlichen als auch bei seelischen und geistigen Erschöpfungszuständen und meint damit das Herabgedrücktsein nach Belastung: die körperliche Erschöpfung nach intensiver Arbeit oder Sport, die seelische Erschöpfung nach einem psychisch belastenden Erlebnis sowie die geistige Erschöpfung beispielsweise nach dem Lernen für eine Prüfung. Nach Carey ist die Nr. 5 der Schüßler-Salze für diejenigen Menschen von Bedeutung, die zwischen dem 21. März und 20. April im Tierkreiszeichen des Widders geboren sind. Dem Widder ordnet er Beschwerden im Kopfbereich zu.
Welches Salz welchem Tierkreiszeichen zugeordnet wird, lesen Sie ab Seite 60. Beachten Sie bei Ihrer Zuordnung zu einem Tierkreiszeichen, dass auch der erste und letzte angegebene Tag zu diesem Tierkreiszeichen zählen. Beispielsweise sind Sie Krebs, wenn Sie zwischen dem 21. Juni und 22. Juli geboren wurden – der erste und letzte Tag, also der 21. Juni und 22. Juli, stehen noch im Zeichen des Krebses.

SCHON GEWUSST?

In der Astrologie sind schon seit langem bestimmte Anfälligkeiten und Schwächen von Organen bekannt, die als typisch für die entsprechenden Tierkreiszeichen angesehen werden.
Sogar der große Arzt und Naturforscher Paracelsus (1493–1541) war von der Astrologie beeindruckt und schrieb: »Keiner vermag Arzt zu sein, der nicht eingeweiht ist in das Wesen der Philosophie, der Astrologie und der Alchemie.«

Die Konstitutionslehre der Biochemie

Entscheidend geprägt wurde die Konstitutionslehre der Biochemie durch die Antlitzdiagnostik, die Lehre von krankheitsbedingt auftretenden körperlichen Zeichen – insbesondere im Gesicht –, die aufgrund eines Mineralstoffmangels im Körper entstehen. Diese Zeichen hat bereits Schüßler als Merkmale erkannt und sie bestimmten Salzen zugeordnet. Dazu zählen beispielsweise Hautveränderungen wie Falten und Trockenheit, aber auch Haar- und Nagelveränderungen. Die Antlitzdiagnostik macht es möglich, einen Mineralstoffmangel im Gesicht zu erkennen und somit schon auf den ersten Blick einen Hinweis auf den Konstitutionstyp zu erhalten. Für das Erkennen der Konstitution sind sowohl die Antlitzzeichen als auch die körperlichen und die seelischen Merkmale (Signaturen, daher der Begriff Signaturenlehre) wichtig; Signaturen und Antlitzzeichen ergänzen einander zu einem Gesamtbild. Auffällige Antlitzzeichen gibt es für die Funktions-

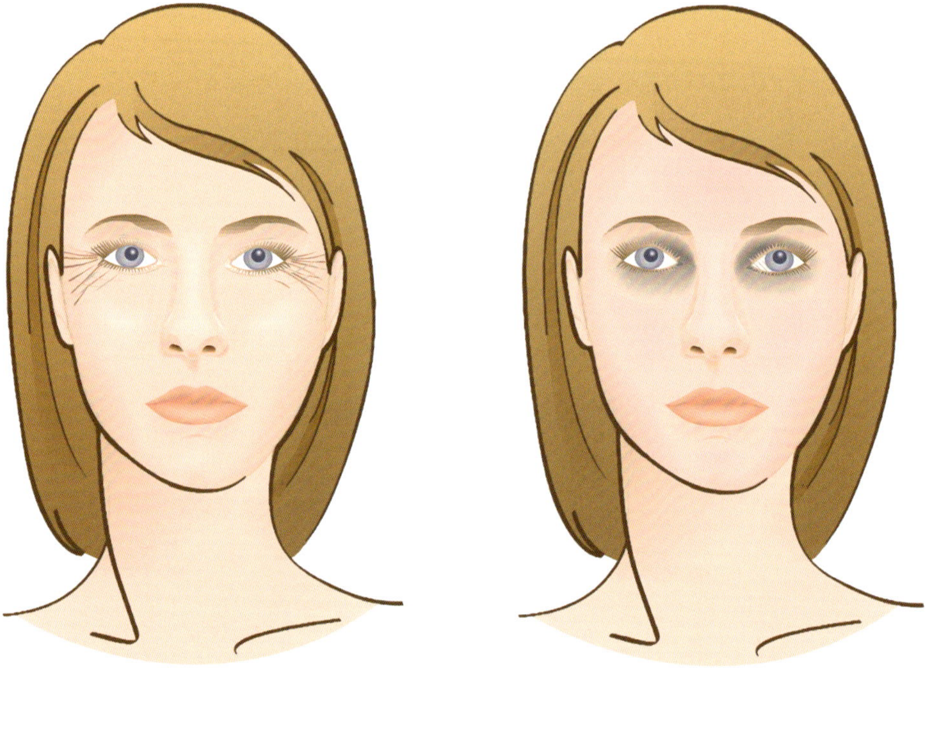

Antlitzzeichen: Silicea-Typ (links) und Ferrum-phosphoricum-Typ.

mittel, sie wurden gesammelt von Kurt Hickethier (1891–1958), der die Antlitzdiagnostik aus den wenigen Angaben von Schüßler weiterentwickelt und systematisiert hat. Für die Ergänzungsmittel gibt es nur ansatzweise Antlitzzeichen/Signaturen.
In den Beschreibungen ab Seite 60 finden Sie für jedes der elf biochemischen Funktionsmittel eine Darstellung der zugehörigen Antlitzzeichen sowie der typischen körperlichen und seelischen Merkmale.

Die biochemische Konstitution – begründet in den Zellen

Die biochemische Konstitution eines Menschen ist begründet in den Zellen seines Körpers, also in jenen kleinsten Bausteinen des Lebens, die mit Mineralsalzen versorgt werden müssen, weil sie nur mit ihrer Hilfe funktionsfähig sind.
Die sichtbaren Antlitzzeichen resultieren aus Mangelerscheinungen ganzer Zellverbände (Gewebe) von Haut- und Muskelzellen; die nicht sichtbaren Mangelzustände, die körperlichen und seelischen Merkmale, verspüren wir als Beschwerden.

Die biochemische Konstitutionstherapie: eine individuelle Behandlung

Unter biochemischer Konstitutionstherapie verstehen wir die individuelle Behandlung der konstitutionellen Schwächen und chronischen Beschwerden eines Menschen mit Hilfe von Schüßler-Salzen. Die Konstitutionstherapie ist immer eine Langzeitbe-

ANTLITZZEICHEN SELBST ERKENNEN

Die charakteristischen Antlitzzeichen, die der Mangel eines bestimmten Salzes hinterlässt, lassen sich am besten im hellen Tageslicht werten. Make-up und Cremes verfälschen das Hautbild. Mit Hilfe eines Spiegels können Sie Ihre Antlitzzeichen selbst erkennen.

BEISPIELE FÜR AUFFÄLLIGE SIGNATUREN

- Schwaches Bindegewebe, trockene, schlaffe Haut, frühzeitige Faltenbildung und oft brüchige Fingernägel deuten auf einen chronischen Mangel an Silicea (Nr. 11) hin.
- Schwärzliche Verfärbungen an den inneren Augenwinkeln, auch Röte von Stirn und Wangen weisen auf einen Mangel an Ferrum phosphoricum (Nr. 3) hin, oft bei beginnenden Infekten.

handlung über mehrere Wochen oder Monate mit dem Ziel, die grundlegenden Schwächen auszugleichen.
Sie unterscheidet sich von der auf akute Beschwerden zielenden Therapie mit Schüßler-Salzen dadurch, dass sie die Voraussetzung für akute Beschwerden beseitigt. Bei der Konstitutionstherapie wird das heilende Salz nach den Signaturen des chronischen Zustandes und nicht nach aktuellen Beschwerden ausgewählt.
Eine Konstitutionstherapie wird zum einen mit dem passenden Salz und zum anderen mit physikalischen Maßnahmen (Wasser-, Luft-, Kälte- und Wärmetherapie) durchgeführt. Auf diese Weise können ständig wiederkehrende und für einen Menschen typische akute Erkrankungen vermieden werden. Positive Folge: Das allgemeine Wohlbefinden steigt.

Die passende biochemische Behandlung

Die Anwendung der Schüßler-Salze richtet sich danach, ob konstitutionelle Schwächen oder akute Krankheiten zu behandeln sind:

- Dauerhafte Signaturen: Lange bestehende Signaturen zeigen an, dass der Körper ein bestimmtes Salz dringend oder dauernd braucht – ein deutlicher Hinweis auf die Konstitution, also die anlagebedingten Schwachpunkte. Hier ist die Konstitutionstherapie eine Chance, vorzubeugen und den Körper zu stärken. Die Konstitutionstherapie sollte über mehrere Wochen oder sogar Monate durchgeführt werden.
- Akute Signaturen: Die Mittelwahl richtet sich nach den erst kurze Zeit bestehenden Symptomen. Dies gilt vor allem bei einem Mangel der folgenden Salze: Nr. 3 Ferrum phosphoricum, Nr. 4 Kalium chloratum, Nr. 7 Magnesium phosphoricum, Nr. 9 Natrium phosphoricum und Nr. 10 Natrium sulfuricum.

AKUTE BESCHWERDEN – KONSTITUTIONELLE SCHWÄCHEN

Treten Antlitzzeichen vorübergehend oder bei akuten Beschwerden auf, bedeutet dies nicht, dass sich der Konstitutionstyp daraus ableiten lässt. Vielmehr müssen körperliche und seelische Merkmale immer wieder auftreten, um einem Typ zugeordnet werden zu können. Akute, kurzfristig auftretende Signaturen verschwinden relativ schnell wieder. Chronisch gewordene Mangelzeichen dagegen, die sich über Jahre und Jahrzehnte entwickelt haben, können so stark »eingeprägt« sein, dass sie selbst mit Hilfe einer Konstitutionsbehandlung nicht immer beseitigt werden können.

IHRE BIOCHEMISCHE KONSTITUTIONSBEHANDLUNG

- Der Ermittlungsbogen (→ Seite 53–59) ermöglicht es Ihnen, Anhaltspunkte für Ihren Typ zu finden.
- Mit Hilfe der in den Beschreibungen der Konstitutionstypen (→ Seite 60–103) genannten Signaturen finden Sie Ihren Konstitutionstyp.
- Die in der Beschreibung der Konstitutionstypen empfohlenen Kuren und/oder Einzelmittel sind Basis Ihrer Konstitutionsbehandlung.
- Anleitungen zur richtigen Anwendung der Salze finden Sie ebenfalls in der Typ-Beschreibung.
- Zur Unterstützung Ihrer Konstitutionsbehandlung verwenden Sie den in der Typ-Beschreibung empfohlenen Heilstein und wählen eine oder mehrere der empfohlenen Therapie-Maßnahmen aus.

IHR THERAPIEKONZEPT

Gestalten Sie Ihr individuelles Heilprogramm, und werden Sie gesund.

Steinheilkunde und Biochemie

Bestimmte Steine werden seit Jahrhunderten in der Volksheilkunde bei körperlichen und seelischen Schwächen eingesetzt. Wie meine Erfahrungen zeigen, verstärken sie die positive Wirkung der biochemischen Konstitutionsbehandlung, weshalb ich Ihnen die begleitende Anwendung von Heilsteinen besonders empfehlen möchte.

Mit dem Begriff »Heilstein« werden alle Edelsteine, Halbedelsteine, Kristalle und einfachen Steine bezeichnet, die eine bestätigte Heilwirkung aufweisen. Erstmals habe ich für Sie jedem Schüßler-Salz einen ganz bestimmten Heilstein zugeordnet, und zwar nicht nur für die Basissalze, sondern auch für die Ergänzungsmittel. Wie Sie die Heilsteine einsetzen, etwa als Kette um den Hals getragen, direkt auf die betroffene Körperstelle aufgelegt oder aber als Lampe in der Wohnung, hängt natürlich von Ihren persönlichen Vorlieben und der Art Ihrer Beschwerden ab. Sie werden entdecken und erfahren, dass Heilsteine und Schüßler-Salze eine fantastische Kombination sind.

Geschichte der Steinheilkunde

Edelsteine haben die Menschen schon immer fasziniert: Sie dienten als Zahlungsmittel ebenso wie als Schmuck, waren Symbole für Wohlstand und Macht und hatten große Bedeutung in allen Religionen. Auch ihr Einsatz zu Heilzwecken hat eine lange Tradition. Chinesen sollen schon 4000 Jahre v. Chr. heilende Steine aufgelegt und eingenommen haben. Bei Römern, Indern, Ägyptern und Griechen ist von Kristallen die Rede, die vor Krankheiten und Dämonen schützen sollten, auch Indianer haben Steine in ihre Heilrituale einbezogen.

Eines der bedeutendsten Dokumente über die Heilwirkung der Steine stammt von Hildegard von Bingen (1098–1179), die ihre göttlichen Eingebungen über Medizin und Naturlehre niederschreiben ließ, die Steinheilkunde aber nie selbst praktisch angewendet hat. Über 800 Jahre lang galten ihre Schriften als verschollen. Als die Hildegard-Kenner Gottfried Hertzka und Wighard Strehlow die wiederentdeckten Schriften übersetzten, konnten sie bei der praktischen Erprobung der von Hildegard von Bingen beschriebenen Steine erstaunliche Erkenntnisse gewinnen.

Hildegard von Bingen, Ordensfrau und Naturheilerin.

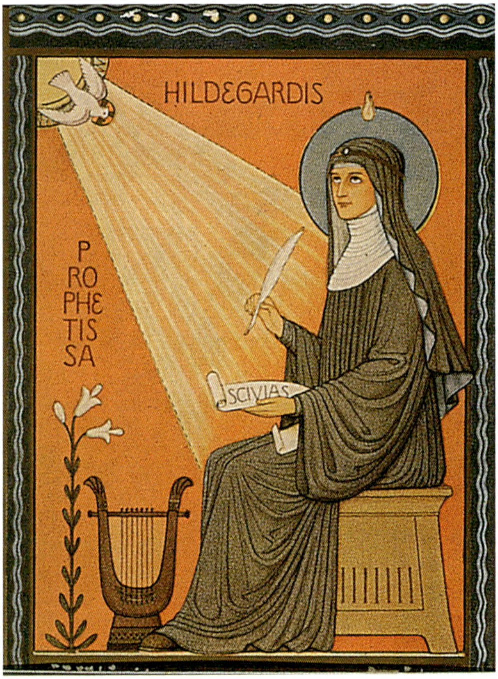

Dass mit Heilsteinen eine biochemische Behandlung unterstützt werden kann, lässt sich erklären: Steine sind im Wesentlichen Mineralsalze wie die Schüßler-Salze; sie bestehen überwiegend aus denselben Elementen, wie Silizium (das Grundelement der meisten Steine), Eisen (zum Beispiel in Pyrit, Hämatit, Magnetit), Kalzium (in Apatit, Flussspat, Andradit) oder Magnesium (in Dolomit, Olivin, Pyrop), und werden bei ähnlichen konstitutionellen Schwächen empfohlen.

Wie und warum wirken Heilsteine?

Über das Wie und Warum der Wirkung von Heilsteinen ist viel spekuliert und geschrieben worden. Mit Sicherheit spielt die individuelle

Schwingung des verwendeten Steins eine Rolle (→ Kasten unten). Der Physiker Wolfgang Ludwig schreibt, dass Steine wie jede andere Materie charakteristische Eigenfrequenzen haben. Diese lassen sich in der Maßeinheit Hertz messen. Heute wissen wir, dass bei der Heilwirkung von Steinen Resonanz-Phänomene eine Rolle spielen. Der Physiker Peter Ferreira kam zu ähnlichen Resultaten bei der Untersuchung von Salzkristallen und stellte fest: Wenn die Schwingung eines Kristalls der Schwingung eines Organs entspricht, werden heilende Impulse auf das Organ übertragen. Die Beeinflussung des Körpers folgt dabei dem Prinzip »Gleiches wird durch Gleiches geheilt«.

Besitzt ein Heilstein zum Beispiel die Eigenschwingung von 40 Hertz, so kann er, am Körper getragen, nach dem Resonanzprinzip die ebenfalls mit 40 Hertz schwingende Leber anregen. Da jedes Organ des Menschen eine Eigenschwingung besitzt, lässt sich für jedes auch ein passender Heilstein finden.

Heute werden geeignete Steine mit physikalischen Methoden, aber auch mit Testverfahren wie Elektroakupunktur, Mikrotest (→ Seite 121) oder dem kinesiologischen Muskeltest (→ Seite 121) ausgewählt und zur Besserung des Allgemeinbefindens getragen.

Bis heute ist leider nie untersucht worden, ob nicht auch die Schüßler-Salze durch eine spezifisch vermittelnde Schwingung, also nach dem Resonanzprinzip wirken. Es ist jedenfalls durchaus denkbar.

SENSIBLE KÖRPERREAKTIONEN NUTZEN

Über elektrische Tests mittels eines geringen Stromes können Heilsteine individuell ermittelt werden.

AUF DIE SCHWINGUNG KOMMT ES AN

Unter Resonanz – der Begriff stammt aus der Akustik und bedeutet »zurücktönen« – versteht man das Mitschwingen eines Resonators, der in Schwingung geraten kann, sobald eine bestimmte Frequenz ertönt, auf die er abgestimmt ist.

Auf Heilsteine übertragen bedeutet dies: Hat der Stein dieselbe Schwingung wie zum Beispiel ein Organ oder ein Mensch, kann er heilend wirken. Man kann auch von einer elektrischen Informationsübertragung der Steine auf den Menschen sprechen.

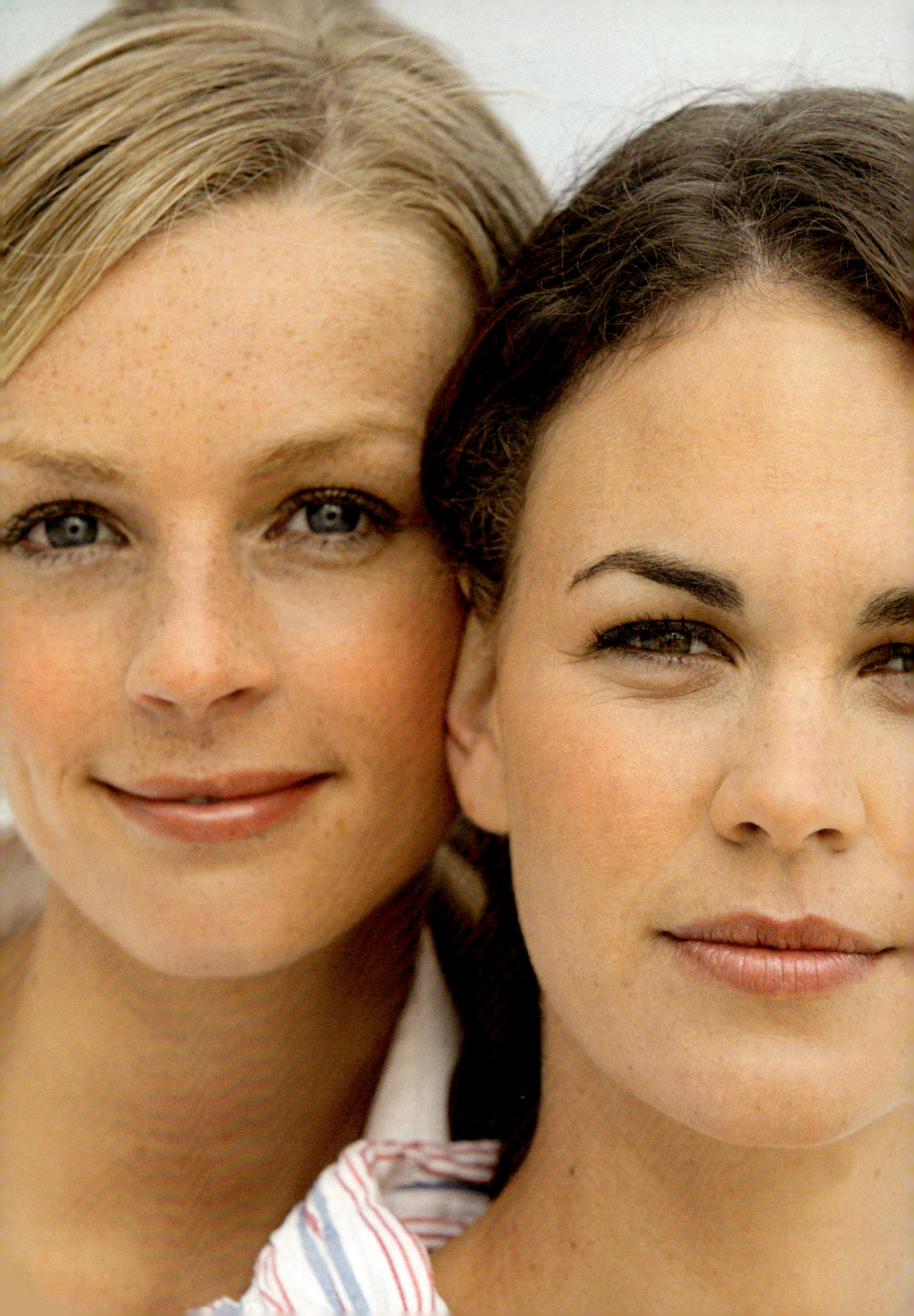

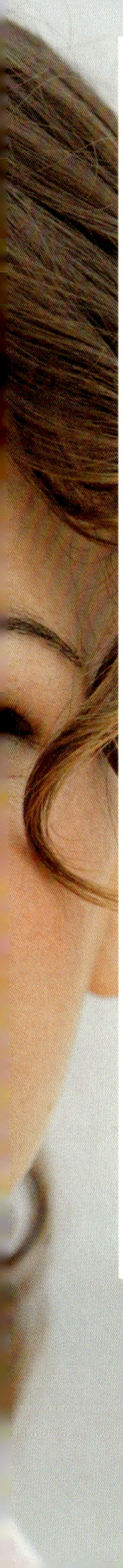

TYPGERECHTE BEHANDLUNG MIT SCHÜSSLER-SALZEN

Erst den eigenen Konstitutionstyp bestimmen, dann individuelle Schwächen selbst behandeln – das gelingt Ihnen leicht, wenn Sie die Hinweise in diesem Kapitel beachten.

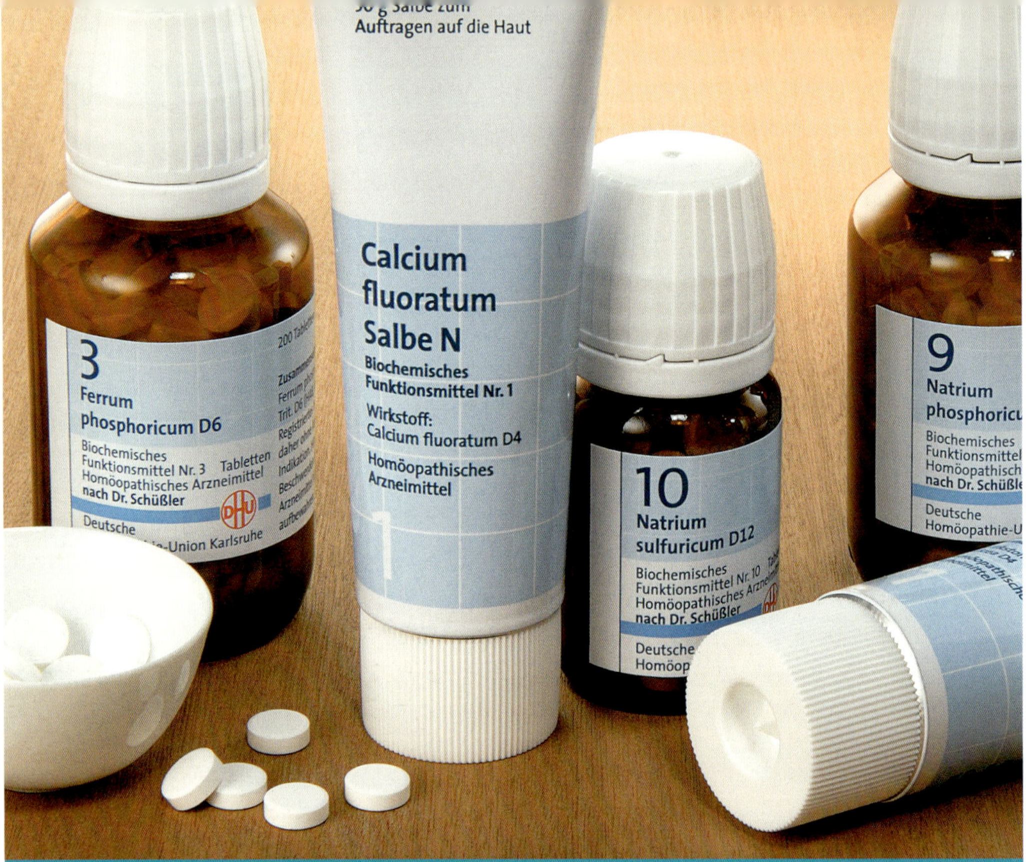

Die Selbstbehandlung

So vielfältig die Anwendungsmöglichkeiten von Schüßler-Salzen sind, so einfach sind sie auch. In diesem Kapitel erfahren Sie alles über Einnahme, Dosierung und Darreichungsformen der Mineralsalze. Außerdem bekommen Sie bewährte Tipps für den Umgang mit Heilsteinen.

Alle Empfehlungen sind in langjähriger Praxis erprobt und bei der Selbstbehandlung schnell, unproblematisch und wirkungsvoll umzusetzen.

Bei der Dosierung der Salze ist zu unterscheiden, welche Behandlung durchgeführt werden soll. Haben Sie akute Beschwerden, die Sie möglichst rasch wieder loswerden möchten? Plagen Sie chronische Beschwerden, die Ihr Befinden generell beeinträchtigen? Oder wollen Sie Ihre Gesundheit stabilisieren und wirkungsvoll Krankheiten vorbeugen?

Konstitutionsbehandlung

Mit einer Konstitutionsbehandlung können Sie Ihr Allgemeinbefinden verbessern, indem Sie chronischen Beschwerden im wahrsten Sinne des Wortes zu Leibe rücken. Auch lassen sich damit anlagebedingte Schwächen ausgleichen, wodurch Sie Krankheiten vorbeugen. Nachdem Sie Ihren Konstitutionstyp bestimmt haben (→ Seite 51), führen Sie die Behandlung mit »Ihrem« Salz nach Anleitung durch.

AUCH FÜR GESUNDE GEEIGNET

Selbst wenn Sie keine Beschwerden haben: Eine Konstitutionsbehandlung verleiht Ihnen neue Energie und regt den Körperstoffwechsel an.

Dosierung

Die Dosierung der Salze für Erwachsene, Jugendliche und Kinder ist bei den Beschreibungen der Typen (→ ab Seite 60) angegeben. Eine Konstitutionsbehandlung von Säuglingen ist nicht möglich; bei ihnen sind noch keine typischen Merkmale zu erkennen.

Dauer der Behandlung

Es gibt Salze, die bei der konstitutionellen Behandlung längerfristig eingesetzt werden müssen (zum Beispiel Nr. 1, Calcium fluoratum D12 für das Skelettsystem, da der Aufbau von Knochen und Knorpel nur langsam erfolgt). Es gibt aber auch Salze, die rasch wirken (zum Beispiel Nr. 3, Ferrum phosphoricum D12 für Gedächtnis, Immunsystem), da die Regeneration mit ihrer Hilfe schnell einsetzt. Angaben zur Einnahmedauer finden Sie in den Typbeschreibungen.

> Sollte nichts anderes angegeben sein, ist eine Einnahmezeit von 8, 12 oder auch 16 Wochen empfehlenswert. Die Einnahmedauer richtet sich danach, wie stark die konstitutionellen Schwächen ausgeprägt sind. Klingen die Anfälligkeiten innerhalb von 8 Wochen ab, können Sie die Behandlung vorerst beenden.

- Zeigt sich während dieser Zeit noch keine nennenswerte oder nur eine leichte Besserung, führen Sie die Behandlung bis zur 12. oder 16. Woche fort.
- Bestehen die anlagebedingten Schwächen weiter, ist eine Wiederholung der Kur nach einer vierwöchigen Pause jederzeit möglich.

Behandlung akuter Beschwerden

Akute Krankheiten sagen nichts über den Konstitutionstyp aus. Wenn beispielsweise ein harmloser Schnupfen mit Natrium chloratum zu behandeln ist, sind Sie deswegen noch kein Natrium-chloratum-Typ. Das wäre nur der Fall, wenn mehrere Merkmale, zum Beispiel häufiger Schnupfen, trockene Schleimhäute, tränende Augen und Verstopfung, vorlägen.

Auch wenn dieser Ratgeber auf die Konstitutionsbehandlung abzielt, können Sie auf den folgenden Seiten das richtige Salz für Ihre akuten Beschwerden finden: In jeder Konstitutionstyp-Beschreibung werden unter der Überschrift »Hier hilft …« diejenigen Beschwerden genannt, die Sie im akuten Fall mit dem jeweiligen Schüßler-Salz behandeln können.

HUSTEN ODER SCHNUPFEN?
Schüßler-Salze helfen bei fast allen akuten Beschwerden – auch ohne eine Konstitutionsbehandlung.

REGELDOSIERUNG BEI AKUTEN BESCHWERDEN
Erwachsene und Kinder über 12 Jahre: alle 5 bis 15 Minuten eine Tablette; Kinder bis zum 12. Geburtstag: halbstündlich bis stündlich eine Tablette am ersten Tag. Danach kann auf eine stündliche oder zweistündliche und vom dritten Tag an auf eine täglich dreimalige Einnahme übergegangen werden. Einnahme bis zur Beschwerdefreiheit.

Die richtige Einnahme

Nehmen Sie anfangs häufige Gaben des Salzes (→ »Regeldosierung bei akuten Beschwerden«, oben). Die häufige Einnahme führt schnell zum Erfolg, wenn Sie gleich nach Auftreten der ersten Krankheitsanzeichen damit beginnen. Innerhalb von ein bis zwei Stunden klingen die Beschwerden im Idealfall bereits wieder ab.

Behandlung chronischer Beschwerden

Chronische Erkrankungen (zum Beispiel eine Stirnhöhlenentzündung), bei denen keine weiteren Merkmale eines Konstitutionstyps vorliegen, erfordern meist eine längere Behandlung als akute Beschwerden.

REGELDOSIERUNG BEI CHRONISCHEN BESCHWERDEN

Erwachsene und Kinder über 12 Jahre: 2- bis 6-mal täglich 1 bis 2 Tabletten; Kinder bis zum 12. Geburtstag: 2- bis 4-mal täglich eine Tablette. Einnahme bis zur Beschwerdefreiheit.

Möglichkeiten der Anwendung

Die Biochemie bietet verschiedene wirkungsvolle Anwendungsmöglichkeiten der Schüßler-Salze. Hier meine Empfehlungen.

Behandlung mit Tabletten

- Schüßler-Salze in Tablettenform sollten Sie nicht schlucken, sondern langsam im Mund zergehen lassen.
- Nehmen Sie immer nur jeweils eine Tablette in den Mund. Die nächste Tablette nehmen Sie erst ein, wenn sich die erste vollständig aufgelöst hat (Ausnahme: die »Heiße Sieben«).
- Sie können die Tabletten auch morgens in einem Glas mit abgekochtem Wasser auflösen und diese Lösung – über den Tag verteilt – schluckweise trinken.
- Haben Sie mehrere Salze ausgewählt – nicht mehr als drei –, nehmen Sie ein Salz im Laufe des Vormittags, eines im Laufe des Nachmittags und das dritte im Laufe des Abends.
- Für die konstitutionelle Behandlung finden Sie die Anleitungen in den Beschreibungen der Typen (→ Seite 60).
- Die »Heiße Sieben«: Für die Nr. 7 Magnesium phosphoricum, das entkrampfende und schmerzstillende Salz der Biochemie, hat sich die Einnahme in heißem Wasser bewährt (auch mit allen anderen Salzen möglich). Die »Heiße Sieben« empfiehlt sich bei heftigen akuten Beschwerden und Schmerzen: Das heiße Wasser öffnet die Schleimhautporen schneller – es kommt zur besseren Durchblutung und rascheren Aufnahme des Salzes.

DIE »HEISSE SIEBEN«

Für Erwachsene zehn Tabletten (für Kinder bis zum 12. Geburtstag fünf Tabletten) in einer Tasse mit heißem Wasser auflösen. Die Lösung langsam und schluckweise trinken, jeden Schluck gut einspeicheln.

Bei akuten Beschwerden wie Bauch-, Kopf-, Muskel- oder Gliederschmerzen halbstündlich wiederholen, wenn die Beschwerden sich nicht gebessert haben. Suchen Sie bitte rechtzeitig einen Arzt auf.

Behandlung mit Salben

Die äußerliche Anwendung hat sich bei Muskel-, Gelenk-, Haut- und Knochen-Erkrankungen bewährt. Sie trägt auch zur Stärkung anlagebedingter Schwächen bei (→ Seite 33 f.). Bei leichten Beschwerden die Salben Nr. 1 bis Nr. 11 allein anwenden, sonst zusätzlich zur Behandlung mit Tabletten.
Haben Sie keine Salben im Haus, können Sie zur äußerlichen Anwendung auch Tabletten einsetzen: Einige Tabletten in wenig Wasser zu einem Brei auflösen, den Brei auf die zu behandelnde Stelle streichen oder auf Verbandmull, der fixiert wird.

Bei akuten Beschwerden

Die Salben werden bei Beginn der Beschwerden in der ersten Stunde ½-stündlich, dann stündlich und später zwei- bis dreimal täglich aufgetragen.

WICHTIG
Bei Venenproblemen sollte die Salbe nicht einmassiert oder eingerieben, sondern eingeklopft werden!

Bei chronischen Beschwerden

Beste Erfolge (zum Beispiel bei Gelenkbeschwerden) verspricht ein Salbenverband. Dazu wird die Salbe reichlich auf die Haut aufgetragen und ein Verband angelegt. Den Verband samt Salbe einmal täglich wechseln. Auch mehrmaliges Einreiben ist möglich.

Herstellung einer biochemischen Seife

Für die Pflege der Haut können Sie eine Seife verwenden, die biochemische Salze enthält. Da biochemische Seifen nicht mehr im Handel erhältlich sind, stellen Sie sich Ihre Seife einfach selbst her.

Das brauchen Sie

100 Gramm Späne aus neutraler Fertigseife (gehobelt, geraspelt, zum Beispiel unparfümierte Kernseife aus pflanzlichen Ölen); 1 Esslöffel Olivenöl, 1 Esslöffel Honig, 15 Tropfen ätherisches Öl (zum Beispiel Lavendelöl), 150 bis 200 ml Wasser; jeweils 10 in einem Mörser pulverisierte Tabletten der Schüßler-Salze Nr. 11 Silicea D3; Nr. 1 Calcium fluoratum D6 und Nr. 6 Kalium sulfuricum D3; Seifenformen, zum Beispiel Dosendeckel, Plätzchenformen, Porzellandöschen.

So wird's gemacht

Die Seifenspäne in einen Topf geben und mit etwas Wasser verrühren – das Wasser sparsam zugeben –, auf kleiner Flamme erhitzen; regelmäßig rühren, ohne dass Schaum entsteht; das Pulver zugeben und erneut alles langsam verrühren; dann das Olivenöl zugeben.

Wenn die Masse zu fest wird, geben Sie weiteres Wasser der angegebenen Menge zu, aber immer nur sparsam.

Ist die Seifenmasse heiß und flüssig oder cremig geworden, den Topf vom Herd nehmen und die Seife auf 60 bis 70 °C abkühlen lassen; den Honig und das ätherische Öl zugeben und alles miteinander verrühren.

Die Seifenmasse in die leicht eingeölten Formen füllen.

Die abgekühlte Masse nach einem Tag aus der Form nehmen und zwei bis drei Wochen lang an einen trockenen Platz stellen, so wird sie fest und kann reifen.

Mit dieser Rezeptur erhalten Sie drei bis vier mittelgroße Stücke Seife, die, täglich mehrmals benutzt, für einige Monate Hautpflege ausreichen.

Die selbst hergestellte biochemische Seife können Sie wie jede andere Seife zur Hautreinigung und Hautpflege verwenden und bedenkenlos lange aufbewahren.

Bäder mit Schüßler-Salzen

Zur Unterstützung einer konstitutionellen Behandlung haben sich Teil- und Vollbäder mit Schüßler-Salzen sehr bewährt. Hierbei werden die Wirkstoffe der Salze dem Körper über die Haut zugeführt.

Das ansteigende Fußbad

Besonders effektive therapeutische Erfolge sind mit dem in der Temperatur ansteigenden Fußbad zu erzielen. Es verbessert die Funktionen aller Organe.

Durch die kontinuierliche Temperaturerhöhung wird der Körper veranlasst, ständig kühleres Blut in die Füße zu transportieren. So wird der Kreislauf angeregt, die kleinen Arterien (Kapillargefäße)

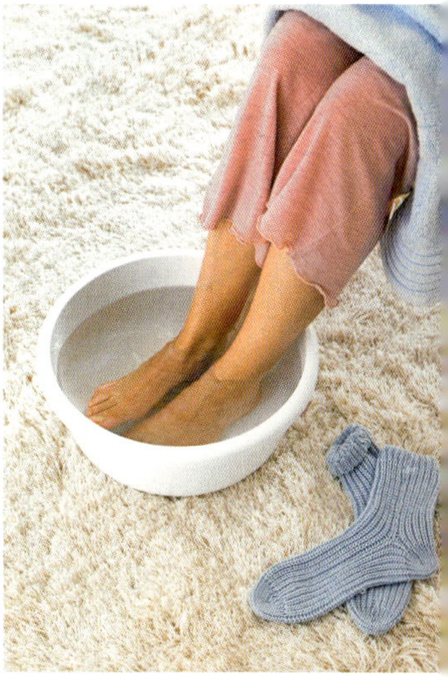

Das ansteigende Fußbad hilft bei vielen Beschwerden und verbessert die Funktion aller Organe.

erweitern sich, und der Stoffwechsel aller Organe nimmt zu. Fußbäder wirken außerdem schmerzlindernd, entspannen die Skelettmuskulatur, wirken entzündungshemmend und machen Sehnen und Bänder elastischer.

Das brauchen Sie

Entweder eine spezielle Fußbadewanne, in der sich die Temperatur automatisch erhöht (Bezugsadresse → Seite 123) oder eine große Schüssel, in der Ihre Füße bequem nebeneinander stehen können, und ein kleines Gefäß (Tasse).

So wird's gemacht

WICHTIG
Bei Venenerkrankungen sollte das Wasser nur bis zur verträglichen Temperaturhöhe von maximal 39 °C erwärmt werden!

Schüssel mit 34 °C warmem Wasser füllen, 10 bis 20 Tabletten des ausgewählten Konstitutionsmittels zugeben. Füße ins Wasser stellen, das bis knapp oberhalb der Knöchel reichen muss. 15 bis 20 Minuten lang jeweils 1 Tasse Wasser entnehmen und 1 Tasse mit heißem Wasser zugeben. Die Wassertemperatur mithilfe eines Badethermometers kontrollieren; sie muss um etwa 0,5 °C pro Minute langsam bis auf 45 °C steigen.

Die Temperatur nur so lange steigern, wie es erträglich ist.

Nach dem Bad die Füße abfrottieren, zur Hautpflege entweder die Salbe Nr. 1 oder die Salbe Nr. 11 auftragen, anschließend sollten Sie etwas nachruhen.

Anwendung

Das Bad fünf Tage lang einmal täglich durchführen, danach zwei Tage Pause – diesen Rhythmus setzen Sie bis zur Besserung der Beschwerden fort.

Vollbäder

Beim Vollbad – als heißes oder als warmes Bad durchgeführt – taucht der ganze Körper bis zum Hals ins Wasser.

15 bis 30 Tabletten des Konstitutionsmittels ins Wasser geben oder in einer Tasse mit kochendem Wasser auflösen und den Sud in der Wanne verteilen. Alternativ ist auch ein Halb- oder Zweidrittelbad möglich.

Warme Vollbäder

Bäder mit einer Temperatur zwischen 36 und 38 °C sind Reinigungs- und Wohlfühlbäder, sie sind für den Körper ein mittelstarker Reiz. Die Badedauer sollte nicht mehr als 15 bis 20 Minuten betragen. Nach dem Bad: kalter kurzer Guss oder kalte Ganzwaschung.
Die Wirkung: Die körperliche Beweglichkeit verbessert sich, es tritt eine deutliche Entspannung der Muskeln ein, der Austausch des Blutes über die Lungen wird erhöht, die Harnausscheidung nimmt zu, die Filtrationsrate in den Nierenkanälchen (Glomeruli) steigt, und der Sauerstoffverbrauch sinkt. Warme Bäder fördern das Wohlbefinden.
Empfohlen bei: Schlafstörungen, Reizbarkeit, Nervosität, Hauterkrankungen. Auch zur Stimulierung des Immunsystems.

Heiße Vollbäder

Wassertemperaturen über 38 °C wirken aktivierend auf das Herz-Kreislauf-System und sind schweißtreibend.
Der Effekt dieser Bäder: Wird die Haut erhitzt, dehnen sich die unter der Haut gelegenen Arterien aus, das Blut fließt langsamer, während mehr Blut die äußeren Hautbereiche durchfließt – dadurch kommt es zur Rötung. Bleibt die Hitze bestehen, kommt es zum Schwitzen.
Heiße Bäder beruhigen allgemein und stimulieren die Ausscheidung von Hormonen. Über die geöffneten Hautporen kann der Körper die Schüßler-Salze optimal aufnehmen.

So wird's gemacht

Beginnen Sie mit einer Wassertemperatur von 38 °C und steigern Sie langsam bis auf über 40 °C (warmes Wasser zufließen lassen). Drei bis zehn Minuten Badedauer sind ausreichend (je heißer das Bad, desto kürzer die Badedauer); zu langes Baden belastet den Kreislauf. Eine kühle Abwaschung nach dem Bad ist empfehlenswert.
Empfohlen bei: rheumatischen Beschwerden, Muskelschwäche, Kreislaufschwäche und chronischen Schmerzen.

ANSTEIGENDES HANDBAD

Auch ein in der Temperatur ansteigendes Handbad regt den Stoffwechsel an: Tauchen Sie die Hände bis zu den Handgelenken ein und verfahren Sie wie beim Fußbad auf Seite 46 beschrieben.

Heilsteine und ihre Anwendung

Heilsteine (→ Seite 35) verstärken die heilenden Effekte von Schüßler-Salzen sowohl im seelischen als auch im körperlichen Bereich, da sie Heilblockaden lösen. Sie können auf verschiedene Weise angewendet werden:

- Bei Hildegard von Bingen finden sich die Hinweise, den Stein in die Sonne zu legen und ihn dann, wenn er schön warm geworden ist, auf diejenige Körperstelle zu legen, die behandelt werden soll; oder aber den Stein in Wein zu erwärmen und den Wein anschließend zu trinken.
- Die gebräuchlichste Anwendung ist die folgende: Der Stein wird wie ein Anhänger an einer Kette oder einem Lederband befestigt und um den Hals getragen, so dass er direkt auf der Haut aufliegt.
- Natürlich kann man einen Heilstein in akuten Fällen auch ohne Vorbereitung einfach für einige Minuten auf die schmerzende Körperstelle legen, zum Beispiel bei Kopf- und Gliederschmerzen.

TIPP

Heilsteine erhalten Sie in Stein-Fachgeschäften, aber auch in Naturkost- und Esoterik-Läden.

Die Konstitutionssteine

Bei den Beschreibungen der Schüßler-Salz-Typen ab Seite 60 ist für jeden der elf Konstitutionstypen ein Stein benannt. Jeder »Konstitutionsstein« enthält das im zugehörigen Schüßler-Salz enthaltene Metall besonders konzentriert und weist gemäß der Steinheilkunde Parallelen zur Wirkung des Schüßler-Salzes auf. Die von mir aufgrund meiner langjährigen Praxiserfahrung ausgewählten Steine haben sich bei den anlagebedingten Schwächen und Beschwerden des Konstitutionstyps am besten bewährt.

Reinigung und Pflege der Steine

Heilsteine nehmen Ausscheidungen und Schwingungen des Körpers auf, deshalb müssen sie im Abstand von ein bis drei Wochen regelmäßig für einige Minuten unter fließendes kaltes Wasser (ideal ist Quellwasser) gehalten und so gereinigt werden. Danach werden sie für einige Stunden in die Sonne gelegt, um sie energetisch aufzuladen.

HÄUFIGE FRAGEN

Es gibt einige Fragen, die mir meine Patienten im Zusammenhang mit der Einnahme von Schüßler-Salzen immer wieder stellen. Hier finden Sie meine Antworten darauf:

Treten Neben- oder Wechselwirkungen auf?

Bei der Behandlung mit Schüßler-Salzen wurden bislang keine Nebenwirkungen oder Wechselwirkungen mit anderen Medikamenten festgestellt, es kam auch nicht zu Erstverschlimmerungen, wie sie aus der Homöopathie bekannt sind.

Was passiert bei Überdosierung?

Werden ungewöhnlich viele Tabletten innerhalb kurzer Zeit eingenommen (30 oder mehr Tabletten), kann der in den Tabletten als Trägerstoff enthaltene Milchzucker abführend wirken.

Was ist zu tun, wenn das falsche Salz eingenommen wurde?

Wurde ein falsches Mittel gewählt, passiert nichts, aber Ihre Beschwerden bessern sich auch nicht.

Gibt es Einschränkungen bei der Einnahme?

Nierenkranke: Die in diesem Ratgeber beschriebenen Dosierungen und die Einnahme der Salze in den Regelpotenzen sind auch für Nierenkranke geeignet, die gemäß schulmedizinischer Meinung grobstoffliche Mineralsalze nicht nehmen dürfen; Schüßler-Salze kann ihnen ein Therapeut ohne weiteres verschreiben.

Diabetiker-Information: 1 Tablette à 250 mg = 0,021 BE (Broteinheiten), 48 Tabletten = 1 BE.

Allergiker (Allergie auf Milchzucker, Weizenstärke und andere Hilfsstoffe) sollten sich bei ihrem Arzt oder Heilpraktiker informieren, ob sie die Salze, in denen Milchzucker als Trägermittel enthalten ist, bedenkenlos einnehmen können.

Laktose-Intoleranz-Patienten sollten »Cocktails«, also Kombinationen mehrerer in Wasser gelöster Salze, nicht einnehmen und die »Heiße Sieben« (→ Seite 43) nicht mehrere Male nacheinander anwenden. Tabletten, die man einzeln und in Abständen von Minuten oder Stunden im Mund zergehen lässt, verursachen keine Beschwerden, da die Laktose-Intoleranz-Reaktion erst im Dünndarm zustande kommt.

Wichtig: Wer auf Milchzucker empfindlich reagiert, kann die Schüßler-Salze als Globuli (Streukügelchen aus Rohrzucker) oder als homöopathisch-alkoholische Tropfen (nicht für Kinder und Alkoholempfindliche!) einnehmen.

Schwangere können die in diesem Ratgeber empfohlenen Schüßler-Salze in ihren Regelpotenzen bedenkenlos einnehmen.

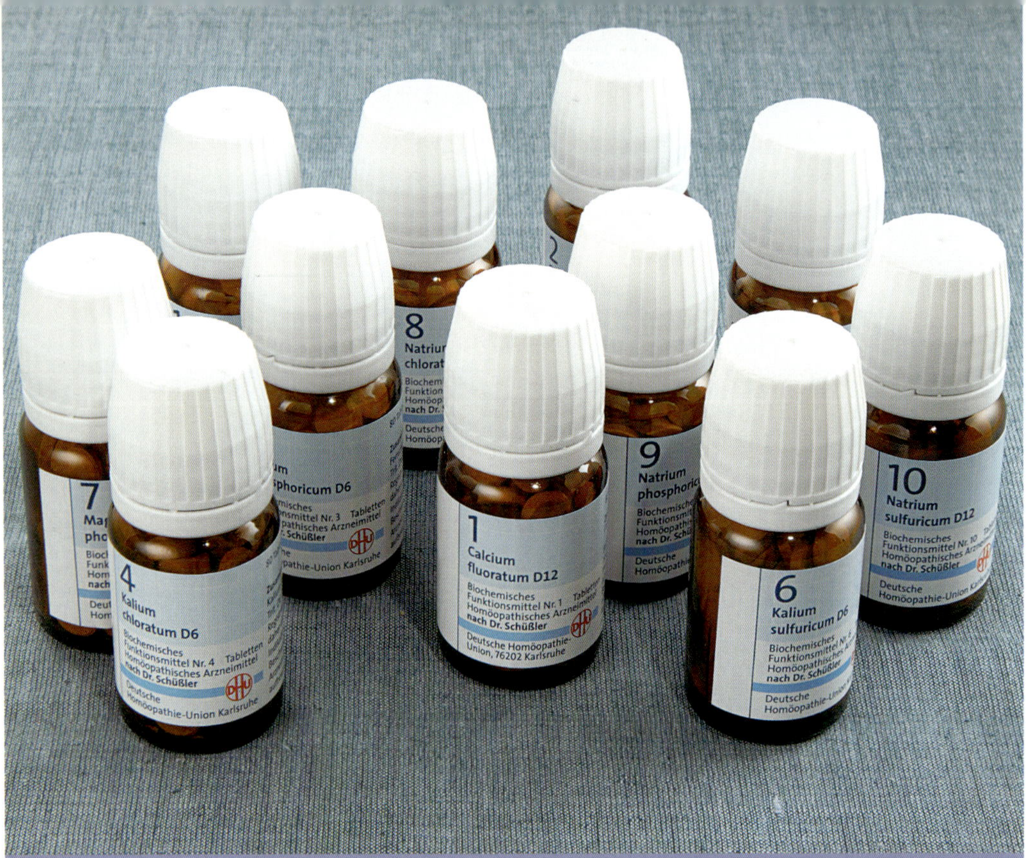

Die Konstitutionstypen der Biochemie

WICHTIG
Bei den Schüßler-Typen spielen bestimmte Merkmale im Gesicht eine besonders große Rolle: die Antlitzzeichen.

Jeder Konstitutionstyp zeichnet sich durch eine Reihe von körperlichen und seelischen Eigenschaften aus.

Wie Sie Ihren Typ oder den Ihrer Freunde oder Familienangehörigen erkennen? Ganz einfach: Der Ermittlungsbogen (→ Seite 53–59) führt Sie zu den Salzen, die infrage kommen. Bei den ausführlichen Typbeschreibungen mit Zeichnungen der Signaturen finden Sie dann genaue Informationen über das jeweilige Salz und die passende Konstitutionsbehandlung.

Wegweiser: So finden Sie zu Ihrem Salz

- In den Beschreibungen der elf Konstitutionstypen ab Seite 60 sind die Antlitzzeichen sowie die seelischen und körperlichen Merkmale (Signaturen) benannt.
- Für die Konstitutionsbehandlung ist die Dosierung der Salze angegeben. Wenn Sie in der Beschreibung keine Anweisung finden, richten Sie sich nach der Regeldosierung (→ Seite 42).
- Als besonders erfolgreich haben sich die Konstitutionskuren und die zusätzliche Anwendung eines Heilsteins erwiesen. Wissenswertes dazu finden Sie in den Beschreibungen.
- Unter dem Stichwort »Wirkung im Körper« ist die Wirkung von Salz und Salbe beschrieben.
- Unter dem Stichwort »Was dem ...-Typ noch hilft« finden Sie Empfehlungen für ergänzende Therapie-Maßnahmen, die Sie selbst oder mit Hilfe Ihres Therapeuten durchführen können.

HILFREICHE INFORMATIONEN
Die unterstützenden Therapie-Maßnahmen sind auf den Seiten 117 bis 121 beschrieben.

Hilfe bei akuten und chronischen Beschwerden

Die unter dem Stichwort: »Hier hilft ...« beschriebenen Heilwirkungen gelten für akute und chronische Beschwerden – zum einen beim Konstitutionstyp, zum anderen bei den Menschen, die keinem Konstitutionstyp zugeordnet werden können (Dosierung und Dauer der Behandlung → Seite 42 f.).

Den eigenen Konstitutionstyp bestimmen

Die einfachste und schnellste Möglichkeit zur Bestimmung Ihres Konstitutionstyps bietet Ihnen der Ermittlungsbogen mit den Hauptmerkmalen der elf Konstitutionstypen (→ Seite 53).

Nehmen Sie sich Zeit für die Bestimmung und gehen Sie bitte chronologisch vor – so wie im Folgenden empfohlen.

- Antlitzzeichen: Mit Hilfe eines Spiegels (→ Seite 32) prüfen Sie, ob Veränderungen von Farbe und Form oder andere Zeichen im Gesicht zu erkennen sind. Notieren Sie die Auffälligkeiten.
- Gibt es besondere körperliche Merkmale – zum Beispiel häufige Nagelveränderungen, vermehrte Hornhaut, Haltungsschäden und -schwäche, Warzen, Störungen des Haarwachstums oder der Wundheilung bei empfindlicher Haut; trockene Haut

oder trockene Augenbindehäute, tränende Augen bei Wind, Kälteempfindlichkeit?
Notieren Sie die Auffälligkeiten.

- Gibt es immer wiederkehrende körperliche Symptome, die auf Störungen von Organfunktionen hinweisen, zum Beispiel Magen-Darm-Störungen, Kopfschmerzen, Muskelverspannungen und -krämpfe, Erkältungen?
  Notieren Sie die Auffälligkeiten.
- Gibt es besondere seelische Merkmale wie häufige Missstimmungen, Lustlosigkeit, Ängste, Schreckhaftigkeit, Weinerlichkeit, Mattigkeit?
  Notieren Sie die Auffälligkeiten.
- Suchen Sie im Ermittlungsbogen mit den Hauptmerkmalen aller Salze nach Ihren Auffälligkeiten. Kreuzen Sie Übereinstimmungen bei »Ja« an.
- Lesen Sie die Beschreibung des Salzes, das Sie mit den meisten Ja-Punkten bewertet haben. Vergleichen Sie Ihre Auffälligkeiten mit den dort aufgeführten. Gibt es weitere Übereinstimmungen? Dann verkörpern Sie diesen Konstitutionstyp und können mit der Behandlung beginnen.
- Falls mehrere Salze zu Ihnen passen, gehören Sie einer Mischkonstitution an. Nehmen Sie die Salze (nicht mehr als drei!), die Sie mit ähnlicher oder gleicher Punktzahl bewertet haben.

TIPP

Wenn mehrere Familienmitglieder ihren Konstitutionstyp mit Hilfe des Ermittlungsbogens bestimmen wollen, sollten Sie die Seiten 53–59 zuvor kopieren oder verschiedenfarbige Stifte verwenden.

Die Konstitution anderer Menschen erkennen

- In der Regel sind bei Kindern die Konstitutionsmerkmale, vor allem körperliche und seelische Auffälligkeiten, noch nicht so stark ausgeprägt wie bei Erwachsenen, dennoch lässt sich eine Bestimmung vornehmen. Nur bei Säuglingen (→ Seite 41) sollten Sie auf eine Konstitutionsbehandlung verzichten. Gehen Sie hierzu nach meinen Empfehlungen vor (→ Seite 51).
- Es ist oft einfacher, bei anderen Menschen die Konstitution zu erkennen als bei sich selbst, weil man sie unbefangen ermittelt und sich nicht von eigenen, möglicherweise gerade bestehenden Beschwerden leiten lässt. Gehen Sie auch in diesem Fall nach meinen Empfehlungen vor (→ Seite 51).

Körperliche Merkmale von A–Z

Beschwerden/Zeichen	Salz	Ja
Bänder und Sehnen		
> Schwäche, Haltungsschäden, Spreiz- und Senkfuß	Nr. 1 Calcium fluoratum, Seite 60	☐
> Entzündungen	Nr. 3 Ferrum phosphoricum, Seite 68	☐
Blase, Nieren		
> immer wieder entzündet	Nr. 9 Natrium phosphoricum, Seite 92	☐
Darm		
> Darmfäulnis, unangenehm riechender Stuhl	Nr. 5 Kalium phosphoricum, Seite 76	☐
> Verdauungsstörungen, schlechte Fettverdauung	Nr. 9 Natrium phosphoricum, Seite 92	☐
> Durchfall, Verstopfung, Blähungen	Nr. 10 Natrium sulfuricum, Seite 96	☐
Fingernägel		
> Quer- und Längsrillen	Nr. 3 Ferrum phosphoricum, Seite 68	☐
Finger- und Zehennägel		
> brüchig, instabil, wachstumsgestört	Nr. 11 Silicea, Seite 100	☐
> Nagelpilze	Nr. 1 Calcium fluoratum, Seite 60	☐
> Längs- und Querrillen an den Fingernägeln	Nr. 3 Ferrum phosphoricum, Seite 68	☐
Flüssigkeitshaushalt		
> gestört, zu viel/zu wenig Ausscheidung (Tränenfluss, trockene Augen, Sekretfluss Nase)	Nr. 8 Natrium chloratum, Seite 88	☐
Gelenke		
> Harnsäureablagerungen, Gichtknoten	Nr. 9 Natrium phosphoricum, Seite 92	☐
> Gelenkknacken	Nr. 8 Natrium chloratum, Seite 88	☐
> Gelenkbeschwerden (Arthrose)	Nr. 11 Silicea, Seite 100	☐

Beschwerden/Zeichen	Salz	Ja
Haare		
› struppig, trocken, spröde	Nr. 3 Ferrum phosphoricum, Seite 68	☐
› Haarwachstumsstörungen, Haarausfall	Nr. 11 Silicea, Seite 100	☐
› kreisrunder Haarausfall	Nr. 5 Kalium phosphoricum, Seite 76	☐
Hände, Füße		
› chronisch kalt	Nr. 8 Natrium chloratum, Seite 88	☐
Haut		
› schlaff, faltig, vor allem am Bauch	Nr. 1 Calcium fluoratum, Seite 60	☐
› blaue Flecken (Hämatome), Neigung dazu	Nr. 11 Silicea, Seite 100	☐
› faltig, vorzeitige Alterserscheinungen	Nr. 11 Silicea, Seite 100	☐
› Glasurglanz, »Liftinghaut«	Nr. 11 Silicea, Seite 100	☐
› großporig, Cellulite	Nr. 8 Natrium chloratum, Seite 88	☐
› hart, wie gegerbt, Schrunden, Hornhaut, harte Warzen	Nr. 1 Calcium fluoratum, Seite 60	☐
› schuppt ab	Nr. 6 Kalium sulfuricum, Seite 80	☐
› Schwangerschaftsstreifen	Nr. 1 Calcium fluoratum, Seite 60	☐
› Warzen an den Händen	Nr. 4 Kalium chloratum, Seite 72	☐
› welk, schlaff, trocken, Krähenfüße	Nr. 11 Silicea, Seite 100	☐
Immunsystem		
› geschwächt, häufig erkältet	Nr. 3 Ferrum phosphoricum, Seite 68	☐
Knochen		
› schwach mit Haltungsschwäche	Nr. 11 Silicea, Seite 100	☐
› Neigung zu Brüchen, Haltungsschaden	Nr. 2 Calcium phosphoricum, Seite 64	☐

Beschwerden/Zeichen	Salz	Ja
Körperbau		
› zartgliedrig	Nr. 2 Calcium phosphoricum, Seite 64	☐
Magen, Speiseröhre		
› empfindlich, gereizt	Nr. 4 Kalium chloratum, Seite 72	☐
› Sodbrennen	Nr. 9 Natrium phosphoricum, Seite 92	☐
Muskeln		
› Hartspann, Verspannung	Nr. 7 Magnesium phosphoricum, Seite 84	☐
› Krämpfe, Neigung dazu	Nr. 7 Magnesium phosphoricum, Seite 84	☐
› Schwäche von Muskeln (zum Beispiel Blase, After)	Nr. 5 Kalium phosphoricum, Seite 76	☐
Nase		
› Polypenbildung	Nr. 2 Calcium phosphoricum, Seite 64	☐
Schleimhäute		
› empfindlich, Neigung zu Entzündungen	Nr. 4 Kalium chloratum, Seite 72	☐
› Katarrhe, häufig mit gelblichem Auswurf	Nr. 6 Kalium sulfuricum, Seite 80	☐
› Mundschleimhautgeschwüre (Aphthen)	Nr. 4 Kalium chloratum, Seite 72	☐
› trocken	Nr. 8 Natrium chloratum, Seite 88	☐
Schmerzen		
› durch Bewegung schlimmer	Nr. 3 Ferrum phosphoricum, Seite 68	☐
› durch Wärme und Druck besser	Nr. 7 Magnesium phosphoricum, Seite 84	☐
› durch Kälte besser	Nr. 3 Ferrum phosphoricum, Seite 68	☐
› in warmen Räumen besser	Nr. 6 Kalium sulfuricum, Seite 80	☐

Beschwerden/Zeichen	Salz	Ja
Schwäche		
› nach Krankheiten, allgemeine Mattigkeit	Nr. 2 Calcium phosphoricum, Seite 64	☐
Venen		
› Mastdarmvenen erweitert (Hämorrhoidenknötchen)	Nr. 1 Calcium fluoratum, Seite 60	☐
› Krampfadern, Besenreiser	Nr. 1 Calcium fluoratum, Seite 60	☐
Verlangen		
› nach Salz	Nr. 8 Natrium chloratum, Seite 88	☐
› nach frischer, kühler Luft	Nr. 6 Kalium sulfuricum, Seite 80	☐
Verschlimmerung von Beschwerden		
› bei feuchtkalter Witterung	Nr. 10 Natrium sulfuricum, Seite 96	☐
Wundheilung		
› schlechte, verzögerte	Nr. 11 Silicea, Seite 100	☐
Zahnfleisch		
› blass	Nr. 2 Calcium phosphoricum, Seite 64	☐
Zähne		
› Neigung zu Karies, langsame Zahnbildung	Nr. 1 Calcium fluoratum, Seite 60	☐
› Kariesneigung, lockere Zähne	Nr. 5 Kalium phosphoricum, Seite 76	☐

Seelische Merkmale von A–Z

Beschwerden/Zeichen	Salz	Ja
› Ängstlichkeit, Platzangst, schreckhaft	Nr. 11 Silicea, Seite 100	☐
› empfindlich, schreckhaft, eigensinnig	Nr. 2 Calcium phosphoricum, Seite 64	☐
	Nr. 9 Natrium phosphoricum, Seite 92	☐
› furchtsam, erschrickt bei Kleinigkeiten	Nr. 7 Magnesium phosphoricum, Seite 84	☐
› hektisch, unruhig, kann nicht abschalten	Nr. 1 Calcium fluoratum, Seite 60	☐
› lustlos	Nr. 3 Ferrum phosphoricum, Seite 68	☐
	Nr. 8 Natrium chloratum, Seite 88	☐
	Nr. 9 Natrium phosphoricum, Seite 92	☐
› nervös, überempfindlich, gereizt	Nr. 4 Kalium chloratum, Seite 72	☐
› Pflichtbewusstsein, ausgeprägtes	Nr. 4 Kalium chloratum, Seite 72	☐
› Selbstmitleid	Nr. 1 Calcium fluoratum, Seite 60	☐
› Unruhe, innere	Nr. 5 Kalium phosphoricum, Seite 76	☐
	Nr. 6 Kalium sulfuricum, Seite 80	☐
	Nr. 8 Natrium chloratum, Seite 88	☐
	Nr. 10 Natrium sulfuricum, Seite 96	☐
› Verstimmungszustände, Melancholie	Nr. 11 Silicea, Seite 100	☐
› wankelmütig	Nr. 8 Natrium chloratum, Seite 88	☐
› Weinen, Neigung dazu	Nr. 8 Natrium chloratum, Seite 88	☐

Antlitzzeichen und Signaturen von A–Z

Beschwerden/Zeichen	Salz	Ja
Augenregion		
› Quer- und Längsfalten (Würfelfalten)	Nr. 1 Calcium fluoratum, Seite 60	☐
› dunkle Verfärbung am inneren Augenwinkel	Nr. 3 Ferrum phosphoricum, Seite 68	☐
› Lider schmierig glänzend	Nr. 8 Natrium chloratum, Seite 88	☐
Gesicht		
› Altersflecken, braun-gelbe Flecken um Mund und Nase	Nr. 6 Kalium sulfuricum, Seite 80	☐
› aufgedunsen, wässrig	Nr. 10 Natrium sulfuricum, Seite 96	☐
› blass, bleich, »Wachsgesicht«, vor allem Stirn, Nasenwurzel	Nr. 2 Calcium phosphoricum, Seite 64	☐
› fettiger Glanz (Nase, ganzes Gesicht), Mitesser	Nr. 9 Natrium phosphoricum, Seite 92	☐
› milchig bläulich, »Augenbrille«	Nr. 4 Kalium chloratum, Seite 72	☐
› gelblich/bräunlich, ockerfarben	Nr. 6 Kalium sulfuricum, Seite 80	☐
› gräulich, schmutzig	Nr. 5 Kalium phosphoricum, Seite 76	☐
› grünlich gelbe Flecken, vorwiegend Stirn	Nr. 10 Natrium sulfuricum, Seite 96	☐
› münzgroße Rötungen neben Nasenflügeln, errötet schnell	Nr. 7 Magnesium phosphoricum, Seite 84	☐
› Rötung an Stirn, Wangen	Nr. 3 Ferrum phosphoricum, Seite 68	☐
› Röte, aggressiv rote Nase	Nr. 10 Natrium sulfuricum, Seite 96	☐
› Hängebacken, fettig	Nr. 9 Natrium phosphoricum, Seite 92	☐
› Hängebacken, schwammig	Nr. 8 Natrium chloratum, Seite 88	☐

Beschwerden/Zeichen	Salz	Ja
Zunge		
> feucht, goldgelb	Nr. 9 Natrium phosphoricum, Seite 92	☐
> gelb-schleimig belegt	Nr. 6 Kalium sulfuricum, Seite 80	☐
> hart und rissig	Nr. 1 Calcium fluoratum, Seite 60	☐
> Belag weißlich, pelzig, süßlicher Geschmack	Nr. 2 Calcium phosphoricum, Seite 64	☐
> rein, spiegelglatt, auch leicht gerötet	Nr. 3 Ferrum phosphoricum, Seite 68	☐
> rein, auch gelblicher Glanz	Nr. 7 Magnesium phosphoricum, Seite 84	☐
> trocken, auch feuchte Zunge	Nr. 8 Natrium chloratum, Seite 88	☐
> senffarben, fauliger Geschmack	Nr. 5 Kalium phosphoricum, Seite 76	☐
> schmutzig, bräunlich/grünlich	Nr. 10 Natrium sulfuricum, Seite 96	☐
> trocken	Nr. 11 Silicea, Seite 100	☐
> weiß belegt	Nr. 4 Kalium chloratum, Seite 72	☐

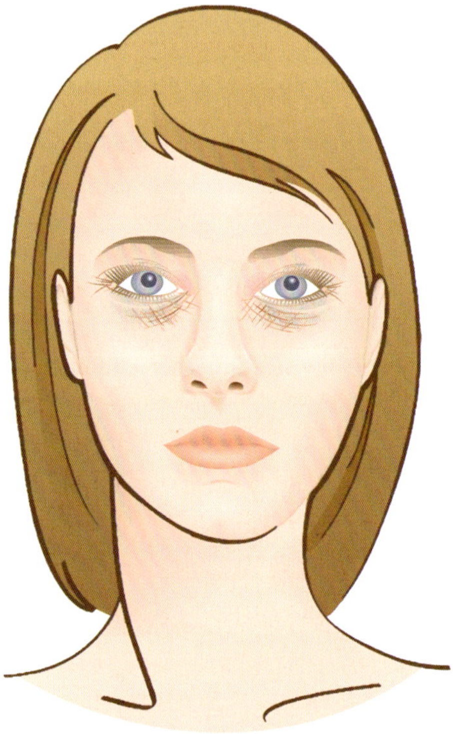

Der Calcium-fluoratum-Typ

SALZ NR. 1
schwache Bänder,
schwache Sehnen,
schwache Gelenke

Konstitutionstyp

Körperliche Merkmale: Dieser Salztyp zeigt eine Bänder- und Sehnenschwäche, was immer wieder zu Verletzungen beim Sport oder anderer körperlicher Belastung führen kann. Auch Knochendefekte wie Verformungen bei Haltungsschäden und -schwäche können auftreten. Der Zahnschmelz bildet sich nur ungenügend, und bei schlechter Mundhygiene und dem häufigen Verzehr von Süßigkeiten besteht eine Neigung zu Zahndefekten.

Das Gewebe, vor allem am Bauch, ist eher schlaff als kräftig. Bei Bewegungsmangel, einseitiger Ernährung mit wenig Vitalstoffen und sitzender Lebensweise besteht Neigung zu Hämorrhoiden. Die Haut kann anfällig sein für Schrundenbildung, auch übermäßige, harte Warzen – insbesondere an Händen und Füßen – weisen auf einen Mangel an Kalziumfluorid hin.

Seelische Merkmale: keine Lust auf Unternehmungen, Gefühl innerer Unruhe, ängstlich depressive Stimmung, Angst vor der Bewältigung des Tages.

Mangelzeichen im Antlitz und am Körper: Spontan auffällig sind eine erschlaffte Haut im Gesicht, verformte Fingernägel (auch bei Silicea-Mangel, → Seite 100), Karies, übermäßige Hornhaut, Spreiz- und Senkfuß, Venenerschlaffung (Krampfadern, Besenreiser, Hämorrhoiden) sowie rissige und harte, wie gegerbt wirkende Haut. Auch die Zunge kann hart und rissig sein.

Bleiben Schwangerschaftsstreifen bestehen und verlieren die Zähne nach der Schwangerschaft ihren Halt, deutet dies ebenfalls auf einen Mangel an Kalziumfluorid hin.

Im Gesicht fallen kleine Quer- und Längsfalten (Würfelfalten) unter dem Auge (zur Nase hin), auch am Unterlid auf. Oft ist die Haut darunter bläulich- oder schwärzlichrot. Auch an den Oberlidern kann eine feine Fältelung auftreten.

Dosierung: Drei bis sechs Monate lang 2-mal täglich 1 Tablette Calcium fluoratum, Kinder und Jugendliche 1 Tablette täglich. Dabei sollten Sie die Potenz variieren: Nehmen Sie jeweils vier Wochen lang die D3, die D6 und die D12.

Konstitutionskur zur Stärkung von Bändern, Sehnen und Gelenken

Die Wirkung von Calcium fluoratum wird unterstützt durch Silicea, das ebenfalls Bänder, Sehnen, Gelenke und Haut kräftigt: Zusätzlich zu Calcium fluoratum abends vor dem Schlafengehen 3 bis 5 Tabletten Silicea D3 in heißem Wasser auflösen, langsam trinken, jeden Schluck gut einspeicheln.

Einmal wöchentlich ein ansteigendes Fußbad (→ Seite 45 f.) mit je 5 Tabletten der beiden Salze fördert den Kurerfolg.

GU-ERFOLGSTIPP

Bänder, Sehnen und Gelenke kräftigen Sie am besten durch regelmäßige Bewegung. Besonders geeignet sind Ausdauersportarten wie Radfahren und Laufen. Versuchen Sie, mindestens an fünf Tagen in der Woche, besser noch täglich, ein halbstündiges Training zu absolvieren. Beginnen Sie ganz sachte und steigern Sie dann täglich Ihr Pensum. Achten Sie auf Ihren Körper und übertreiben Sie es nicht.

Nr. 1: Calcium fluoratum D12 – Wirkung im Körper

Kalziumfluorid (Calcium fluoratum) ist wichtig für den Aufbau von Knochen, Bändern, Sehnen, Zähnen und Nägeln. Fehlt es im Körper oder gelangen die Kalziumfluorid-Ionen nicht dorthin, wo sie wirken sollen, kann dies einerseits zu Gewebeverhärtung (zum Beispiel Hornhaut) führen, andererseits zu Gewebeerschlaffung (Falten, Organsenkung).

Hier hilft Calcium fluoratum

Calcium fluoratum stabilisiert Haut, Bänder, Blutgefäße, Gelenke und den Zahnschmelz. Deshalb hilft es bei Falten, Schwangerschaftsstreifen, Hauterschlaffung, Hämorrhoiden, Pilzbefall der Zehen- und Fußnägel, zur Vorbeugung gegen Karies, bei übermäßiger Hornhaut, unschönen Narben, Hautschrunden, Schuppenflechte, harten Warzen.

Calcium-fluoratum-Salbe – allgemeine Wirkung

Anwendung: bei Arthrose; Analekzem, schmerzhaften erbsengroßen Hämorrhoidenknötchen; verhärteten Brustdrüsen nach einer Entzündung; Nagelwachstumsstörungen und -mykosen (Nagelpilze); übermäßiger Hornhautbildung; harten Warzen; Hautrissen und -schrunden, Falten, Schuppenflechte, Cortison- und Schwangerschaftsstreifen; verhärteten Narben.

Calcium fluoratum und Irisdiagnostik: Der Bindegewebsschwäche-Typ

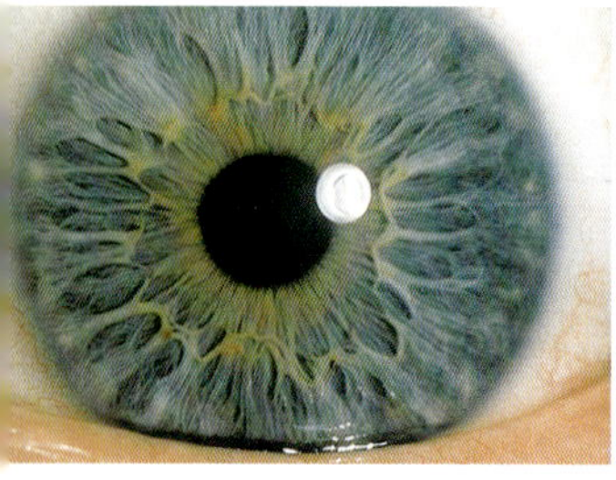

Die Iris des Bindegewebsschwäche-Typs trägt den hübschen Namen Maßliebchen-Iris.

Die Iriszeichen, die auf eine Bindegewebsschwäche hinweisen, passen sowohl zum Calcium-fluoratum-Typ als auch zum Silicea-Typ (→ Seite 100). Dieser Typ mit einer meist blauen, seltener auch braunen oder grünen Augenfarbe, neigt zu Beschwerden von Bändern und Sehnen, Gelenken (Arthrose), Blutgefäßen (Venenschwäche, Krampfadern, Hämorrhoiden), des Bindegewebes und der Wirbelsäule. Das Bindegewebe hat die Funktion eines Stützgewebes für die Organe. Es fördert die Elastizität von Geweben und nimmt sogar wichtige Abwehraufgaben wahr. Ist es nicht intakt, kann es zu Organsenkungen kommen.

Beim Bindegewebsschwäche-Typ sind die Gelenke oft überstreckbar, das Gewebe ist schlaff, im Alter bilden sich stärker als bei anderen Menschen Falten. Auch die Abwehr kann geschwächt sein. Die Iris des Bindegewebsschwäche-Typs sieht aus wie die eines Maßliebchens, weshalb sie auch als Maßliebchen-Iris bezeichnet wird. Die weitmaschigen Konturen nennt man Lakunen. Ist genetisch bedingt eine Bindegewebsschwäche vorhanden, lässt sie sich nicht mehr beseitigen. Hilfreich ist es jedoch, die anfälligen Gewebe wie Blutgefäße, Bänder, Gelenke und Sehnen durch die Einnahme von Calcium fluoratum D12 zu stärken.

TIPP

Zur Hautpflege ist dem Calcium-fluoratum-Typ die biochemische Pflegeseife sehr zu empfehlen (→ Seite 44).

Calcium-fluoratum-Typ und Tierkreiszeichen

Calcium fluoratum ist das Salz für das Tierkreiszeichen Krebs. Zu diesem Tierkreiszeichen gehören Sie, wenn Sie zwischen dem 21. Juni und 22. Juli geboren wurden. Der Krebs-Typ hat seine Schwachpunkte in den Bereichen Brust und Bauch, hier besonders der Magen. Außerdem ist er anfällig für psychische Beschwerden.

Heilstein für den Calcium-fluoratum-Typ

Der Fluorit enthält Kalziumfluorid und ist als Flussspat schon seit dem 18. Jahrhundert bekannt. Er stärkt Knochen und Zähne und ist bei Haltungsschäden hilfreich, ebenso bei Verhärtungen, wie sie bei entarteten Gelenken vorkommen (Arthrose). Psychisch soll der Fluorit den Zugang zum Unterbewusstsein herstellen, er wirkt seelisch stabilisierend und stärkt das Selbstvertrauen.

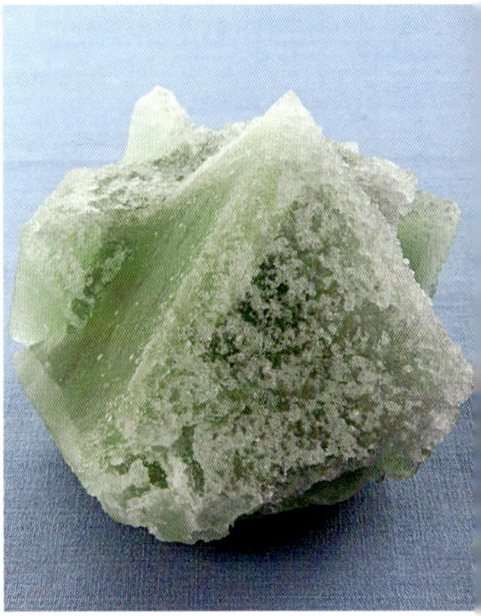

Der grün oder auch violett glänzende Fluorit hilft, verhärtete Strukturen zu erweichen.

Was dem Calcium-fluoratum-Typ noch hilft

Für Gelenke, Sehnen, Bänder und Muskulatur sind Haltungskorrekturen nach Alexander (→ Seite 117), Bewegung, Wassergymnastik und Sport sehr zu empfehlen. Auch Schröpfkopfbehandlungen (→ Seite 120) des Rückens oder, bei Baucherschlaffung, des Bauches, Bürstenmassagen, heiße Vollbäder mit Schüßler-Salzen oder ansteigende Fußbäder (→ Seite 45 f.) und eine vitalstoffreiche Ernährung kräftigen Muskeln, Bänder und Gelenke. Mit Hilfe der Hochfrequenztherapie (Iontophorese → Seite 119) können die Salben auch in die Haut eingeschleust werden.

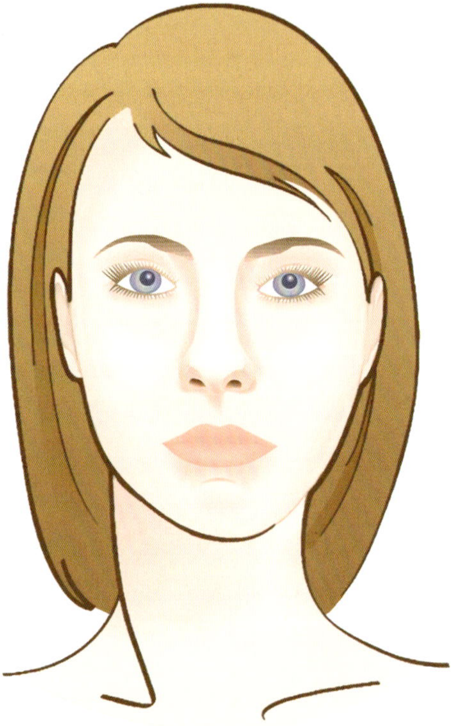

Der Calcium-phosphoricum-Typ

SALZ NR. 2
blass und körperlich schwach

Konstitutionstyp

Körperliche Merkmale: Dieser Typ fällt dadurch auf, dass die Regeneration nach Krankheiten gestört ist, er sich zum Beispiel noch Wochen nach einer Erkältung müde und schlapp fühlt; Reparatur- und Heilungsvorgänge an Schleimhäuten und entzündeten Organen können bei ihm besonders lange dauern. Gesicht und Zahnfleisch können blass aussehen. Dieser Konstitutionstyp neigt zu Polypen in der Nase, nervösen Hörstörungen, ständigem

Kältegefühl, schwachen Knochen mit der Tendenz zu Knochenbrüchen.

Bei Kindern erfolgt die Zahnbildung zu langsam, auch die Knochenbildung ist gestört, was zu Verkrümmungen an den Gliedmaßen oder der Wirbelsäule führen kann. Besteht ein Verlangen nach Kalk (früher kauten die Kinder in der Schule an der Kreide), ist dies auf jeden Fall ein Hinweis auf einen Mangel an Calcium phosphoricum.

Seelische Merkmale: Ängstlich, furchtsam, ungeduldig, erschrickt schon bei Kleinigkeiten.

Mangelzeichen im Antlitz und am Körper: Bei einem Mangel an Calcium phosphoricum wirkt der Betroffene blass und käsig, er fühlt sich matt und schwach. Kinder und Jugendliche wirken auch oft zartgliedrig, sind hochgewachsen und schlank.

Es besteht die Tendenz zu Karies. Die blässliche Verfärbung im Gesicht, vor allem an Stirn, Nasenwurzel, Nasenflügel, Ohren, wird auch als »Wachsgesicht« bezeichnet (wie eine Wachspuppe). Der Zungenbelag kann bei Calcium-phosphoricum-Mangel weißpelzig sein, ein süßlicher, Ekel erregender Geschmack ist möglich.

Dosierung: Erwachsene und Jugendliche 2-mal täglich 2 Tabletten, Kinder täglich 1 bis 2 Tabletten Calcium phosphoricum D6, vier bis acht Wochen lang. Besteht die anlagebedingte Schwäche weiter, ist eine Wiederholung der Kur nach einer vierwöchigen Pause möglich. Die Einnahmedauer richtet sich nach dem Grad der Erschöpfung und Schwäche.

Konstitutionskur zur allgemeinen Stärkung

Bei Wirbelsäulenerkrankungen (auffällig durch Haltungsschäden) ist es empfehlenswert, die Nr. 1 Calcium fluoratum und die Nr. 2 Calcium phosphoricum im Wechsel zu verabreichen; drei Monate lang 2-mal 2 Tabletten Calcium phosphoricum und 2 Tabletten Calcium fluoratum über den Tag verteilt einnehmen.

Nr. 2: Calcium phosphoricum D6 – Wirkung im Körper

Kalziumphosphat (Calcium phosphoricum) braucht der Körper für Aufbau und Bildung der Knochen (Mineralisation), vor allem

GU-ERFOLGSTIPP

Diese vierwöchige Vitamin-Kur hilft Ihnen, Ihren Körper und das lymphatische System zu stärken: Nehmen Sie einen halben Apfel, eine halbe Zitrone, eine Orange, drei Karotten, eine halbe Rote Bete, ein fingergroßes Stück Fenchel und ein fingergroßes Stück Sellerie, schälen bzw. putzen Sie die Stücke, und mixen Sie alles zusammen in einem Mixer. Diese »Vitaminbombe« essen Sie morgens zum oder nach dem Frühstück.

in der Wachstumsphase und nach Knochenbrüchen. Dieses Salz ist auch am Aufbau der Zähne beteiligt. Es wirkt bei der Blutgerinnung mit und kann eine erhöhte Blutungsneigung (zum Beispiel Nasenbluten) verringern. Kalziumphosphat benötigt der Körper auch zur Neubildung von Zellen (Regeneration) und für die Muskelaktivität.

Hier hilft Calcium phosphoricum

Bei körperlicher Schwäche, zum Beispiel nach überstandener Krankheit; bei Knochenbrüchen fördert es das Zusammenwachsen der Bruchenden. Es hilft Kindern, die unter Wachstumsschmerzen leiden, fördert bei Kleinkindern den Zahndurchbruch und hilft bei erschwerter Zahnbildung mit Schmerzen und Krämpfen. Bei Muskelkrämpfen wird es gegeben und bei Menstruationskrämpfen blasser Frauen. Auch bei Kribbeln und Taubheitsgefühl in den Beinen, bei Hautjucken im Alter, Neigung zu Nasenbluten und Nervosität ist es erfolgreich.

Calcium-phosphoricum-Salbe – allgemeine Wirkung

Anwendung: bei weißlich gelben Ekzemen (Hautausschlägen); meist nächtlichen Wachstumsschmerzen von Kindern an den Beinen; Hautjucken im Alter; Hautnarben, die nicht verhärtet sind; Wirbelsäulenbeschwerden und Knochenbrüchen.

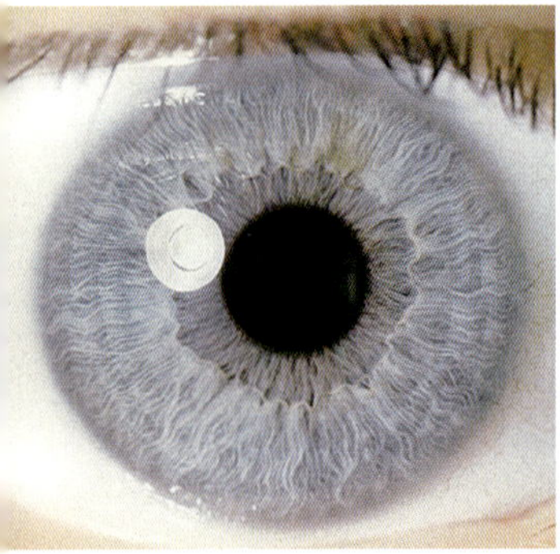

Bei der hellblauen lymphatischen Iris fallen die weißen Linien auf, die von der Pupille nach außen führen.

Calcium phosphoricum und Irisdiagnostik: Der Lymphatische Typ

Das Schüßler-Salz Nr. 2 Calcium phosphoricum wird dem Lymphatischen Typ (von lateinisch lymphaticus: die Lymphe bzw. ein lymphatisches Organ wie Lymphknoten, Milz, Mandeln betreffend) zugeordnet. Lymphatisch deutet einfach ausgedrückt auf körperliche Schwäche hin. Die lymphatischen Personen sind blass und fallen durch empfindliche Haut und Schleimhaut sowie schwache Nerven auf. Die Anfälligkeit für Krankheiten, vorwiegend Infekte, chronische Entzündungen und die Neigung zu Nasen- und Rachenpolypen sowie Allergien sind bei diesem Iristyp sehr ausgeprägt und deuten auf ein gereiztes Lymphsystem hin.

Menschen des Lymphatischen Typs haben meist zarte Haut, helle Haare, ein labiles Nervensystem und einen schwachen Kreislauf (niedriger Blutdruck). Die Abwehr ist zu schwach, um auf vielfältige Reize zu reagieren. Die lymphatische Iris ist hellblau und zeigt feine weiße, strähnchenartige Linien, die von der Pupille nach außen führen.

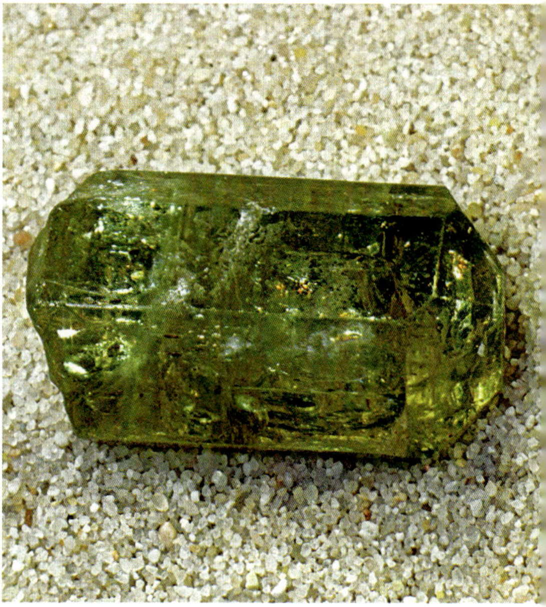

Der Apatit wirkt positiv auf die Knochen- und Zahnbildung.

Calcium-phosphoricum-Typ und Tierkreiszeichen

Die Nr. 2 der Schüßler-Salze passt zum Tierkreiszeichen Steinbock. Sie sind Steinbock, wenn Sie in der Zeit vom 21. Dezember bis 20. Januar geboren wurden. Die astrologisch markanten Schwachpunkte bei Steinböcken sind Knie, Haut, Knochen und die Bauchspeicheldrüse.

Heilstein für den Calcium-phosphoricum-Typ

Der Apatit enthält Kalzium, Fluor, Phosphor und einige andere Mineralstoffe wie Magnesium, Mangan und Silizium. Er fördert die Knochen- und Zahnbildung, unterstützt die Behandlung von Haltungsschäden sowie Gelenkbeschwerden wie Arthrose.
Im psychischen Bereich fördert er Kontaktfreudigkeit, hilft bei Erschöpfung und erleichtert die Überwindung von Kummer.

Was dem Calcium-phosphoricum-Typ noch hilft

Sportliche Bewegung wie Radfahren, Wandern oder Schwimmen sind wie auch das Wassertreten nach Kneipp ausgezeichnete Maßnahmen, um das Skelett- und Muskelsystem zu kräftigen. Eine Eigenblutbehandlung mit spagyrischen Medikamenten (→ Spagyrik, Seite 121) hat sich zur allgemeinen Kräftigung für den Körper und die Blutbildung bewährt. Vitaminpräparate wie Vitamin B1, B2, B6, B12 und Folsäure sind ebenfalls zur Unterstützung geeignet.

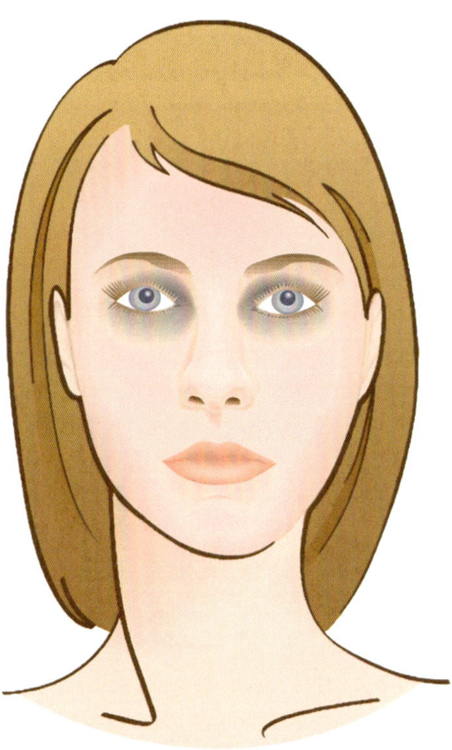

Der Ferrum-phosphoricum-Typ

SALZ NR. 3
anfällig für Infekte

Konstitutionstyp

Körperliche Merkmale: Dieser Typ zeichnet sich aus durch häufige Erkältungen. Auch an Sehnen, Bändern und inneren Organen können immer wieder Entzündungen auftreten. Das Immunsystem ist schwach und reagiert nicht adäquat auf Reize, die Entzündungen auslösen (Bakterien, Viren, Pilze, Hitze, Kälte, Nässe). Die Fließeigenschaften des Blutes sind schlecht (oft zu viele geformte Bestandteile), es kommt zu Rötungen (zum Beispiel am

Kopf), zu Druckgefühl und Blutandrang. Treten bei diesem Konstitutionstyp Schmerzen auf, insbesondere Rückenschmerzen, werden sie durch Bewegung schlimmer. Generell lindert Kaltes den Schmerz, ein sehr typisches Merkmal.

Seelische Merkmale: Nervös und überempfindlich, Neigung zu schneller Erschöpfung.

Mangelzeichen im Antlitz und am Körper: Der »Ferrum-Schatten« ist das auffälligste Zeichen im Gesicht – eine schwärzlich bläuliche Verfärbung am inneren Augenwinkel. Die Augen wirken dadurch dunkel umrahmt, auch die Lider können dunkle Schatten zeigen. Ist der Mangel im Körper stärker, tritt zusätzlich eine leichte Rötung an Ohren, Wangen und Stirn auf. Die Zunge ist rein, spiegelglatt, manchmal auch leicht gerötet und bei Fieber trocken. Mangelzeichen sind auch struppige, trockene Haare, welke Haut, Längs- und Querrillen an den Fingernägeln.

Dosierung: Es ist sinnvoll, eine Drei-Monats-Kur zu machen; morgens nüchtern 2 Tabletten Ferrum phosphoricum, Kinder und Jugendliche morgens 1 Tablette; wählen Sie für jeden Monat eine andere Potenz, beginnen Sie mit D3, dann D6, danach D12.

Konstitutionskur zur Stärkung des Immunsystems

Wenn Sie den Effekt von Ferrum phosphoricum verstärken wollen: Lösen Sie abends vor dem Schlafengehen 5 Tabletten der Nr. 7 Magnesium phosphoricum D6 in Wasser auf (→ Seite 43), schluckweise trinken. Das Salz fördert die Regeneration des Körpers über Nacht, lässt Sie zur Ruhe kommen und wirkt stimulierend auf das Immunsystem.

Nr. 3: Ferrum phosphoricum D12 – Wirkung im Körper

Eisenphosphat (Ferrum phosphoricum) unterstützt den Körper bei der Aufnahme und Ankopplung von Sauerstoff an die roten Blutkörperchen und macht ihn dadurch leistungsfähiger. Je mehr Sauerstoff der Körper aufnimmt, je mehr also in die Zellen gelangt, desto mehr Energie kann durch Nährstoffverbrennung bereitgestellt werden. Dadurch verbessert sich nicht nur die körperliche Leistungsfähigkeit, sondern auch die des Gehirns. Das Salz

GU-ERFOLGSTIPP

Sauna und Infrarotkabine stärken Ihre Abwehr und beugen Erkältungskrankheiten vor. Gehen Sie deshalb einmal in der Woche in die Sauna oder Infrarotkabine, um ausgiebig zu schwitzen! Das fördert die Entgiftung des Körpers, regt den Stoffwechsel an und macht Sie immunfit.

hilft dem Körper, seinen Eisenstoffwechsel effektiv auszuführen. Zum Beispiel erfolgt bei beginnenden Infekten durch Ferrum phosphoricum eine rasche Umverteilung des Eisens im Blut, um die Ausbreitung von Erregern zu stoppen und in der Milz die Neubildung von Fresszellen (Phagozyten, sie bekämpfen die Krankheitserreger) anzuregen.

Hier hilft Ferrum phosphoricum

Dieses Salz hilft bei Abwehrschwäche (bei häufig auftretenden Erkältungen) und allen Entzündungen (zum Beispiel der Haut, der Lippen, bei Hals-Nasen-Rachen-Katarrh), die gerade erst ausgebrochen sind; bei Störungen der Konzentration, bei zu starker Menstruation, bei Schwindel, Druckgefühl im Kopf, Magenschleimhautentzündung, Heiserkeit nach Überanstrengung der Stimme, akuter Sehnenentzündung, Rückenschmerzen und akutem Durchfall.

Ferrum-phosphoricum-Salbe – allgemeine Wirkung

Anwendung: bei Wirbelsäulen- und Muskelschmerzen, Hexenschuss, Nacken- und Gliederschmerzen, bei Gelenkentzündungen unterstützend zur medizinischen Behandlung; bei Schürf- und Schnittverletzungen; Quetschungen, Prellungen; harmlosen Insektenstichen; Verbrennung ersten Grades (leichte Verbrennung ohne Blasenbildung).

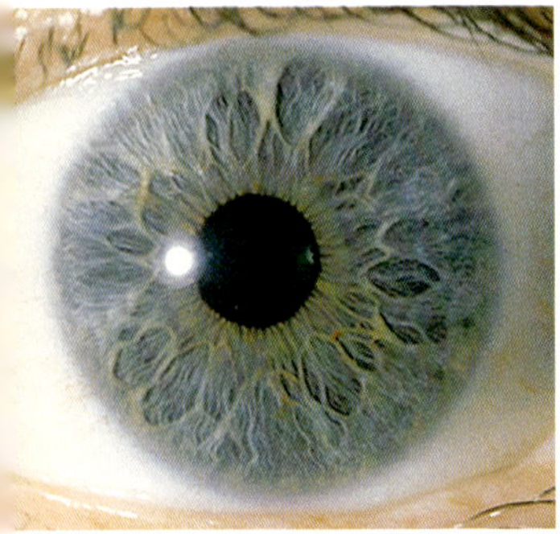

Locker angeordnete Strukturen kennzeichnen die Iris des Immunschwachen Typs.

Ferrum phosphoricum und Irisdiagnostik: Der Immunschwache Typ

Dieser Iristyp passt zu den beiden Schüßler-Salzen Nr. 3 Ferrum phosphoricum und Nr. 4 Kalium chloratum. Beide Salze haben eine Beziehung zu Entzündungen der Haut- und Schleimhäute, zu Infekten und zur Leistungsfähigkeit des Immunsystems. Korrekt wird dieser Iristyp als Immuno-pathologische Konstitution bezeichnet. Immuno-pathologisch bedeutet, dass es sich um Erkrankungen handelt, die aufgrund eines gestörten Immunsystems entstehen. Dazu zählen neben grippalen Infekten Allergien, schlecht heilende Wunden und chronische Entzündungen von

Mandeln, Rachen, Nebenhöhlen, Bronchien oder des Magens. Der Grund: Die körpereigene Abwehr reagiert nicht adäquat oder zu schwach auf Krankheitsreize. Die Folge: Es kommt immer wieder zu den oben genannten Beschwerden, was den Körper der Betroffenen zunehmend schwächt. Die Iris dieses Typs kann blau oder braun sein. Sie fällt durch locker angeordnete Strukturen auf. Diese können auch grobmaschig aussehen, ähnlich der Maßliebchen-Iris (→ Seite 62). Wichtig bei diesem Iristyp ist es, die Abwehr zu stärken.

Ferrum-phosphoricum-Typ und Tierkreiszeichen

Ferrum phosphoricum ist Ihr Salz, wenn Sie zum Tierkreiszeichen Fische zählen, also zwischen dem 20. Februar und 20. März geboren wurden. Zu den anfälligen Organen und Geweben zählen bei Ihnen die Füße, die Verdauungsorgane, das Lymphsystem und die Nerven.

Heilstein für den Ferrum-phosphoricum-Typ

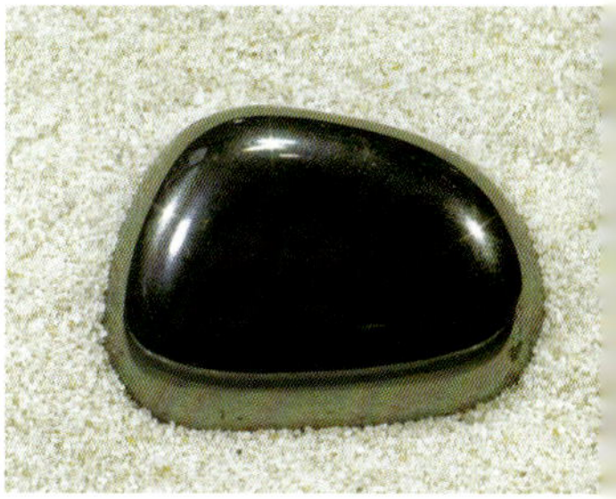

Bluteisenstein nannten unsere Vorfahren den Hämatit, mit dem sie akute Verletzungen behandelten.

Der Hämatit, ein stark eisenhaltiger Stein (ähnlich wie Magnetit und Pyrit), ist als Eisenerz weit verbreitet, er hilft bei Blutungen, der Neigung zu Entzündungen, regt die Eisenaufnahme im Dünndarm an und fördert die Sauerstoffaufnahme der roten Blutkörperchen. Was Wirkeigenschaften und Zusammensetzung angeht, besteht eine sehr ausgeprägte Parallelität zum Schüßler-Salz Nr. 3.

Seelisch spendet der Hämatit Kraft und Vitalität und macht außerdem willensstark.

Was dem Ferrum-phosphoricum-Typ noch hilft

Ansteigende Fußbäder (→ Seite 45 f.) unterstützen die Durchblutung des Körpers in hervorragender Weise, helfen bei Blutandrang, trainieren das Immunsystem und fördern die Sauerstoffversorgung aller Organe. Eine Eigenblut- und Eigenurin-Behandlung mit spagyrischen Medikamenten (→ Spagyrik, Seite 121) lässt sich gut mit Ferrum phosphoricum kombinieren, da alle individuellen Schwächen in die Therapie einbezogen werden.

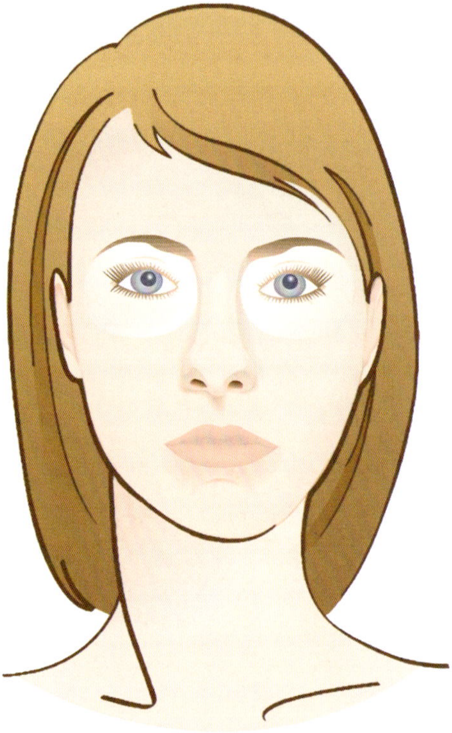

Der Kalium-chloratum-Typ

SALZ NR. 4
empfindliche Schleimhäute

Konstitutionstyp

Körperliche Merkmale: Neigung zu Schleimhautentzündungen; Kälte und Nässe können häufig zu Entzündungen führen, die sich beispielsweise als Stockschnupfen und weißliche Mundgeschwüre (Aphthen) äußern. Häufig weiß belegte Zunge, empfindlicher Magen, Wunden verheilen schlecht, es bildet sich »wildes Fleisch« – häufig Warzen an den Händen. Bei Frauen Menstruationsprobleme mit schwarzem, zähem Blut.

Seelische Merkmale: Ausgeprägtes Pflichtbewusstsein, Selbstmitleid, verschlossen.

Mangelzeichen im Antlitz und am Körper: Ein weißlicher Auswurf, wie er bei verschiedenen Erkältungskrankheiten im Mund-Nase-Rachen-Bereich vorkommt, kann ein erstes Indiz für den Mangel an Kalium chloratum sein; das Gesicht wirkt bei Mangel milchig bläulich, blass (wie mit Milch eingerieben), an eine Alabasterstatue erinnernd. Diese Aufhellung zeigt sich vor allem an den oberen und unteren Augenlidern, sie wirken milchig (die Augen fallen bei starkem Mangel auf durch eine helle Umrandung, eine »Augenbrille« wie beim Pandabär), auch eine bläulich rötliche Verfärbung kann auftreten.

Menschen mit starken Mangelzeichen haben oft chronische Beschwerden der Schleimhäute (Magen, Darm). Auch die Zunge kann weißlich bis weißgrau belegt sein, ist aber nicht schleimig, sondern eher »trocken« belegt.

Dosierung: In der Regel genügt die Einnahme von 4 Tabletten Kalium chloratum D6, Kinder und Jugendliche nehmen 2-mal 1 Tablette über den Tag verteilt, vier bis acht Wochen lang. Es ist hilfreich, alle zwei bis vier Wochen die Potenz zu ändern, beginnend mit D3, dann D6, danach D12.

CHRONISCHES SCHWÄCHEZEICHEN

Selten verschwindet die weißliche Aufhellung um die Augen nach langjährigem Mangel.

Konstitutionskur für die Schleimhäute

Sollen das Immunsystem effektiv gestärkt und die Entzündungsbereitschaft des Körpers herabgesetzt werden, empfiehlt sich eine Kombination dieses Salzes mit der Nr. 3 Ferrum phosphoricum D12 und der Nr. 6 Kalium sulfuricum D6. Lösen Sie von jedem Mittel einmal täglich 3 bis 5 Tabletten in heißem Wasser auf und trinken Sie die Lösung langsam (→ Seite 43), Sie können die Tabletten auch im Mund zergehen lassen.

Nr. 4: Kalium chloratum D6 – Wirkung im Körper

Über die Nieren reguliert Kaliumchlorid (Kalium chloratum) im Körper die Ausscheidung von Wasser, unterstützt den Zucker- und Eiweißstoffwechsel und macht die Schleimhäute widerstandsfähiger gegen Entzündungen aller Art.

Kalium chloratum reguliert außerdem den Kalium-Haushalt im Körper, fördert die Bildung von Magensaft und beeinflusst damit die Verdauungsprozesse.

Hier hilft Kalium chloratum

Dieses Salz wird bei allen Entzündungen nach Ferrum phosphoricum gegeben, wenn die Entzündungen nicht innerhalb von Stunden bis wenigen Tagen ausgeheilt sind. Besonders hat es sich bei Entzündungen der Schleimhäute bewährt.
Außerdem ist es angezeigt bei allen Haut- und Schleimhautentzündungen, und zwar dann, wenn ein weißlicher Belag (Ablagerung) vorhanden ist.
Kalium chloratum hilft auch bei Sehnenentzündungen, Verbrennungen ersten und zweiten Grades und bei Verletzungen.

Kalium-chloratum-Salbe – allgemeine Wirkung

Anwendung: bei Gelenkschmerzen nach der Ferrum-phosphoricum-Salbe, bei Gelenkentzündungen; Warzen an den Händen, »wildem Fleisch« (entarteten Narben); Sehnenscheidenentzündung (nach Ferrum-phosphoricum-Salbe); auch bei Verbrennungen ohne Blasenbildung, generell bei Hautausschlägen mit weißem oder weißgrauem, mehlartigem Belag; Hautbläschen mit dick- und zähflüssigem Inhalt; außerdem bei Hautausschlägen, die nach Impfungen auftreten.

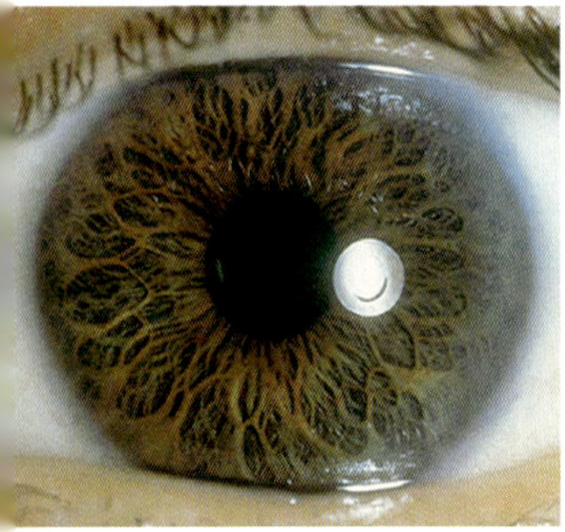

Die Iris des Immunschwachen Typs kann blau oder braun sein.

Kalium chloratum und Irisdiagnostik: Der Immunschwache Typ

Wie die Nr. 3 Ferrum phosphoricum, so zählt auch Kalium chloratum zur immunschwachen Konstitution. Zu den am häufigsten auftretenden Beschwerden dieses Iristyps zählen Entzündungen der Haut- und Schleimhäute. Hierzu gehören Erkältungskrankheiten wie Bronchitis, Hals- und Rachenentzündung oder aber Magen- und Darmschleimhautentzündungen. Treten diese Beschwerden häufig auf, zeigt dies an, dass das körpereigene Immunsystem geschwächt ist. Abwehrstärkende Maßnahmen sind also enorm wichtig.

Kalium-chloratum-Typ und Tierkreiszeichen

Kalium chloratum wird dem Tierkreiszeichen Zwilling zugeordnet. Im Tierkreiszeichen Zwilling Geborene haben zwischen dem 21. Mai und 20. Juni Geburtstag. Typisch für den Zwilling: Er neigt zu Erkrankungen von Schultern, Händen und Armen, der Lunge und der Wirbelsäule – vorwiegend der oberen Brustwirbelsäule. In diesem Bereich befinden sich auch die Schleimhäute des oberen und unteren Atemtraktes. Husten, Heiserkeit und Rachenentzündung können deshalb ebenso zu den Schwachpunkten zählen.

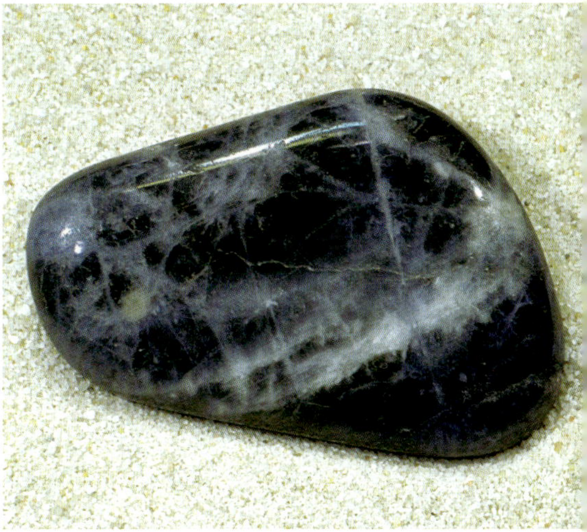

Der Sodalith wirkt positiv auf die Schleimhäute – zum Beispiel bei Entzündungen des Rachens.

Heilstein für den Kalium-chloratum-Typ

Der Sodalith ist ein chlor- und kaliumhaltiger Stein, der bei Erkältungen im Hals-, Rachen- und Kehlkopf-Bereich hilft und sich bei langwieriger Heiserkeit bewährt hat. Chlor reguliert die Ausscheidungstätigkeit der Nieren, zusammen mit Kalium beeinflusst es den Stoffaustausch an der Zellmembran.
Seelisch fördert der Sodalith das Erkennen eigener Gefühle sowie eigener Stärken und Schwächen und kann das Selbstbewusstsein stärken.

Was dem Kalium-chloratum-Typ noch hilft

Alle unterstützenden Anwendungen können Sie selbst durchführen. Ansteigende Fußbäder (→ Seite 45 f.), Taulaufen, Sauna und stundenlange Spaziergänge sind geeignete Maßnahmen, um den Körper zu stärken.
Innerlich haben sich Frischpflanzensäfte (→ Pflanzensäfte, Seite 120) wie Acerola und Sonnenhut sehr bewährt (jeweils vier Wochen lang trinken).

GU-ERFOLGSTIPP

Tun Sie etwas für Ihre Darmflora und kräftigen Sie damit gleichzeitig Ihr Immunsystem: Eine Kur mit lebenden darmwirksamen Bakterien wie Laktobazillen oder E.-Coli-Bakterien bringt Ihre Abwehr wieder auf Vordermann. Darmbakterien-Präparate gibt es in der Apotheke – lassen Sie sich dort beraten. Effektiv ist die Darmkur, wenn sie drei bis sechs Wochen dauert.

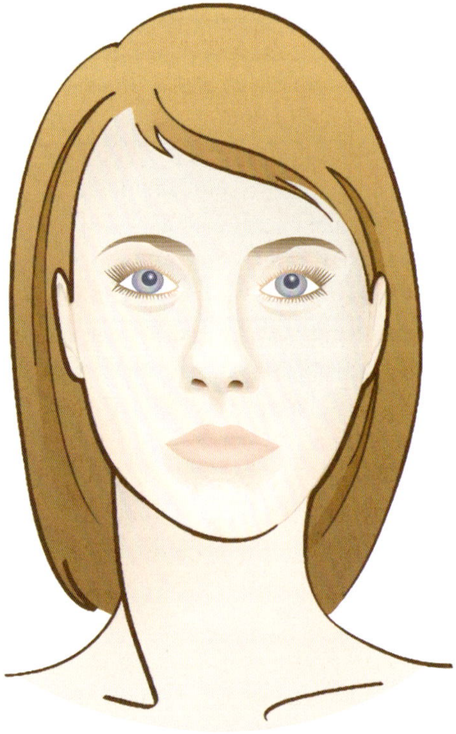

Der Kalium-phosphoricum-Typ

SALZ NR. 5
schwache Nerven

Konstitutionstyp

Körperliche Merkmale: Diese Konstitutionstypen sind nach geistiger oder körperlicher Anstrengung schnell erschöpft. Sie haben häufig Probleme mit dem Darm (Darmfäulnis, unangenehm riechende Stühle) und leiden oft unter Muskelschwäche (Blasenschließmuskel, Darmschließmuskel). Es kann Lichtscheu nach körperlicher Anstrengung auftreten, sie haben die Tendenz zu blutendem Zahnfleisch und kreisrundem Haarausfall.

Seelische Merkmale: Ängstlichkeit, Zaghaftigkeit, Schreckhaftigkeit, Platzangst und Weinerlichkeit sind Symptome, die deutlich auf den Kalium-phosphoricum-Typ hinweisen. Auch genereller Argwohn, Kummer, Heimweh, häufige Verstimmungszustände und Hypochondrie, manchmal auch die Neigung zu Hysterie, sind sehr auffällige Merkmale. Kalium-phosphoricum-Typen neigen zu Melancholie und zu nervösen Schlafstörungen.

Mangelzeichen im Antlitz und am Körper: Das Gesicht wirkt gräulich verfärbt, wie mit Asche bestrichen, schmutzig, wie ungewaschen; auch die unteren Lider wirken grau-schmutzig, sind fahl und blass, die Schläfen eingefallen; unangenehmer, nach Fäulnis riechender Mundgeruch, Mundhöhle und Zunge sind oft trocken (→ Natrium chloratum – allgemeine Trockenheit der Schleimhäute, Seite 89).

Die eingefallenen Schläfen und die gräuliche Verfärbung treten erst bei sehr starkem Mangel auf, zum Beispiel wenn die Betreffenden aufgrund von Auszehrungsprozessen und Schwächegefühl bettlägerig sind. Bei einem starken Mangel ist die Zunge senffarben belegt, und es tritt ein fauliger Geschmack im Mund auf.

Dosierung: Zur Stärkung von Psyche, Geist und Körper morgens 10 Tabletten Kalium phosphoricum D6, Kinder und Jugendliche einmal täglich 3 bis 5 Tabletten, in heißem Wasser auflösen und morgens nüchtern schluckweise trinken. Oft ist der Erfolg innerhalb von vier Wochen zufriedenstellend, so dass die Kur beendet werden kann.

KRAFT-KUR MIT DER NUMMER 5

Bei sensiblen Menschen kann die Nr. 5 auch über Monate und Jahre mit Pausen langfristig angewendet werden.

Konstitutionskur für die Psyche

Warme Vollbäder mit 10 bis 30 aufgelösten Tabletten ein- bis zweimal wöchentlich zur Stärkung der Nerven. Außerdem: Morgens 10 Tabletten Kalium phosphoricum D6, Kinder und Jugendliche einmal täglich 3 bis 5 Tabletten, in heißem Wasser auflösen, nüchtern schluckweise trinken.

Die Kur zur Leistungssteigerung:

Nr. 2 Calcium phosphoricum D6 – morgens 3 Tabletten
Nr. 5 Kalium phosphoricum D6 – vor dem Mittagessen 3 Tabletten
Nr. 7 Magnesium phosphoricum D6 – vor dem Schlafen 3 Tabletten

Nr. 5: Kalium phosphoricum D6 – Wirkung im Körper

Kaliumphosphat (Kalium phosphoricum), das Nerven- und Muskelsalz, ist das wichtigste der drei Salze. Es ist an der Reizweiterleitung von Nerv zu Muskel in der Zelle beteiligt und an der Energiegewinnung, um diese Funktionen zu ermöglichen. Es stabilisiert die Psyche, hilft bei geistigen, körperlichen und psychischen Belastungen und nach Schockerlebnissen. Allen Beschwerden gemeinsam: Erschöpfung und Schwäche.

Hier hilft Kalium phosphoricum

Bei körperlicher, seelischer und geistiger Erschöpfung hilft Kalium phosphoricum:
Es kann vor einer Anspannung (zum Beispiel Prüfung) oder danach eingenommen werden.
Es hilft außerdem bei leichten Depressionen, häufigem Wasserlassen infolge Schwäche des Blasenschließmuskels oder bei Durchfall infolge Schwäche des Afterschließmuskels.
Kreisrunder Haarausfall und Aufmerksamkeitsdefizitsyndrom (wenn verbunden mit Hyperaktivität: Magnesium phosphoricum) sind ebenso positiv beeinflussbar wie Neuralgien, Nervenschwäche, blutendes Zahnfleisch, Aphthen mit hellrotem Rand, Magenerschlaffung und -erweiterung, Antriebslosigkeit, Kopfschmerzen (verbunden mit Schwäche), nervös bedingter Schwindel (durch Aufregung), Darmfäulnis mit stinkenden Winden und Platzangst.

Kalium-phosphoricum-Salbe – allgemeine Wirkung

Anwendung: bei Muskelschwäche, harmloser Nesselsucht (Urticaria); Hautausschlägen mit Bläschen (Inhalt riecht übel).

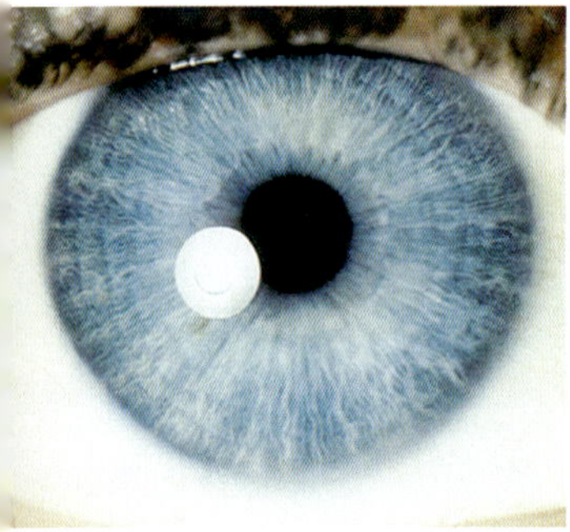

Das Auge des Nervlich-sensiblen Typs verrät seine Sensibilität.

Kalium phosphoricum und Irisdiagnostik: Der Nervlich-sensible Typ

Zur Nervlich-sensiblen Konstitution passt kein Salz besser als Kalium phosphoricum. Es ist das typische Nervensalz unter den Schüßler-Salzen. Die Iris dieses Typs ist blau-weiß, wobei feine, linienartige Strukturen strahlenförmig das Blau überziehen. In der Irissprache wird diese Konstitution als neurogen-sensibel bezeichnet. Das bedeutet, dass die konstitutionellen Schwächen im Bereich des Nervensystems liegen. Der Volksmund bezeichnet nervlich-sensible Personen als »zu nah am Wasser gebaut« – das ist für diesen Typ sehr treffend. Nervlich-sensible Menschen nehmen sich viel zu Herzen, sie reagieren innerlich empfindlich – das heißt, dass sie es nach außen selten zeigen. Das persönliche Umfeld bemerkt diese Sensibilität oft nicht – aber das Auge verrät sie. Bei diesem Typ treten nervliche Erschöpfungszustände häufiger auf als bei anderen Menschen. Durch das überforderte Nervensystem können seelische Beschwerden wie Angststörungen und Depressionen oder organische Beschwerden wie Herzneurose, nervöser Magen oder Reizdarm auftreten.

Kalium-phosphoricum-Typ und Tierkreiszeichen

Die Nr. 5 der Schüßler-Salze passt nach Careys Erfahrungen zum Widder. Wer im Tierkreiszeichen Widder geboren wurde, hat in der Zeit vom 21. März bis zum 20. April Geburtstag. Die Schwachpunkte im Körper betreffen beim Widder generell den Kopf – hauptsächlich Gesicht, Augen, Ohren, Großhirn und Großhirnrinde –, aber auch das Zentralnervensystem.

Heilstein für den Kalium-phosphoricum-Typ

Der Amazonit ist ein durch Kupfer grün gefärbter Stein, der Kalium enthält und besonders entspannend und nervenstärkend wirkt. Er harmonisiert das vegetative Nervensystem und die Funktion der inneren Organe. Beschwerden, die durch Kummer entstehen, zum Beispiel Herzbeschwerden, sollen durch den am Körper getragenen Amazonit gelindert werden.

Was dem Kalium-phosphoricum-Typ noch hilft

Zur Stabilisierung des Nervensystems sind Trinkkuren mit Johanniskraut- oder Hafersaft (→ Pflanzensäfte, Seite 120) empfehlenswert – 3-mal täglich vor dem Essen 1 bis 2 Esslöffel.
Auch ansteigende Fußbäder (→ Seite 45 f.) sind hilfreich. Bach-Blüten (→ Seite 117), etwa Mimulus und Mustard, wirken ebenfalls positiv und sind eine sinnvolle Ergänzung der Kur.

GU-ERFOLGSTIPP

Für Nervlich-sensible Konstitutionen ist eine vierwöchige Kur mit einem alkoholischen Auszug aus der Melisse (Melissengeist) besonders wertvoll. Nehmen Sie eine tägliche Dosis von einem Tee- bis Esslöffel in lauwarmem Wasser ein – und Sie werden feststellen, dass Sie nach dieser Kur weniger gereizt auf Stress reagieren.

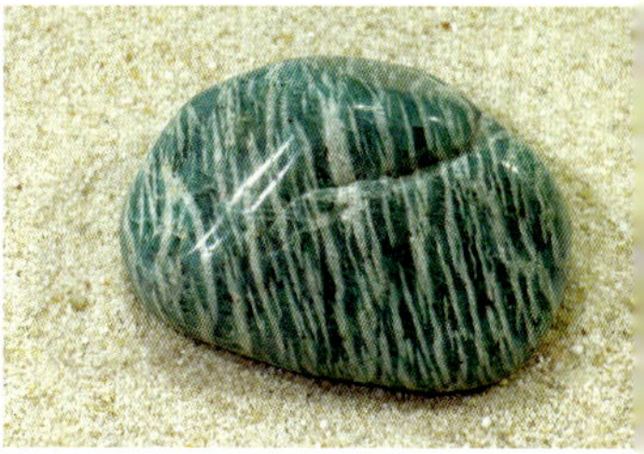

Der Amazonit erinnert aufgrund seiner grün-blauen Färbung an den Amazonas.

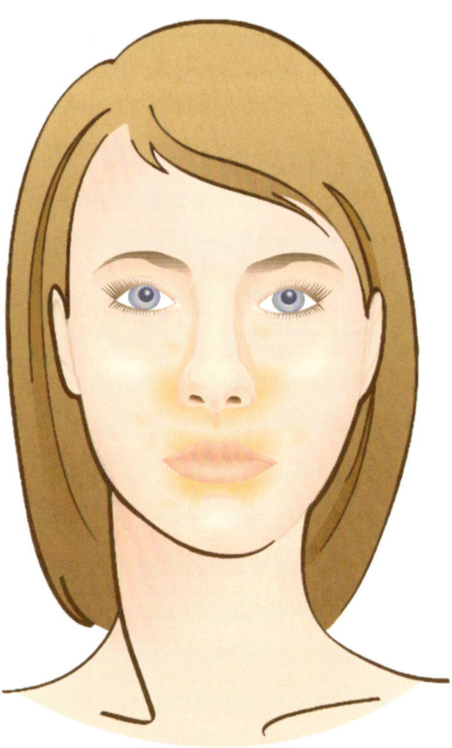

Der Kalium-sulfuricum-Typ

SALZ NR. 6
chronisch erkältet

Konstitutionstyp

Körperliche Merkmale: Dieser Typ neigt zu Abschuppung der Haut, bekommt häufig Katarrhe, hat eine gelblich schleimige Zunge und fröstelt oft. Schmerzen verschlimmern sich in warmen Räumen und bessern sich an frischer Luft. Erkrankungen heilen schlecht aus und drohen chronisch zu werden.

Seelische Merkmale: Dieser Typ fühlt sich matt, hat eine Tendenz zu Melancholie und fühlt sich draußen wohler als drinnen.

Mangelzeichen im Antlitz und am Körper: Das Gesicht wirkt gelblich bräunlich, ockerfarben, bei starkem Mangel bilden sich Altersflecken im Gesicht und auf dem Handrücken, auch die Lider wirken gelblich bräunlich; um Mund und Nase herum können gelblich bräunliche Farbveränderungen auftreten, die bei langem Bestehen selten völlig verschwinden. Dieses Salz heilt chronisch-entzündliche Erkrankungen, denn es sorgt für die Neubildung von Haut- und Schleimhautzellen. Gelbliche Absonderungen (Wundsekret, Nasensekret und Schleim) weisen auf einen Mangel an Kalium sulfuricum hin.
Dosierung: Kalium sulfuricum D6 acht Wochen lang 3-mal 1 Tablette über den Tag verteilt; Kinder und Jugendliche 2 Tabletten täglich.

Konstitutionskur zur Reinigung und Kräftigung von Haut und Schleimhaut

Bei Verdauungsstörungen und Müdigkeit helfen Einreibungen mit der Salbe Nr. 6 unter dem rechten Rippenbogen (Leberbereich), darauf ein feuchtheißes Tuch legen, darüber eine Wärmflasche – das wirkt entspannend und anregend auf den Leberstoffwechsel. Auch ansteigende Fußbäder (→ Seite 45 f.) helfen. Zur Unterstützung: Natrium sulfuricum D6.
Dosierung: Im Laufe des Morgens 3 Tabletten Kalium sulfuricum D6, im Laufe des Mittags 3 Tabletten Natrium sulfuricum D6 und im Laufe des Abends 3 Tabletten Kalium sulfuricum D6 langsam im Mund zergehen lassen – Natrium sulfuricum- und Kalium-sulfuricum-Tabletten nicht zusammen einnehmen.

Nr. 6: Kalium sulfuricum D6 – Wirkung im Körper

Kaliumsulfat (Kalium sulfuricum) ist in Haut, Schleimhaut, Knochen, Muskulatur, Nägeln und Leber vorhanden und fördert deren Aufbau. Es hilft dem Körper beim Eiweißstoffwechsel. Das Cystein in Haaren, Knorpelgewebe und Nägeln braucht Sulfat, damit es im Körper gebildet werden kann. Daran ist Kalium sulfuricum beteiligt. Auf die Leber wirkt dieses Salz funktionssteigernd und somit entgiftend, da es die Ausscheidung von Stoff-

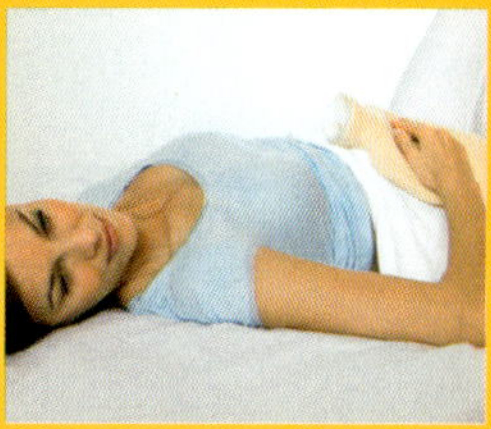

GU-ERFOLGSTIPP

Der Leberwickel wirkt entlastend auf Leber-Galle. Er fördert die Entgiftung des Körpers durch Anregung der Leberdurchblutung, verbessert die Verdauungsleistung durch Bildung von Gallensäuren und unterstützt die nächtliche Regeneration. Dadurch ist der Schlaf ausgeglichen und erholsam. Legen Sie sich ein feuchtheißes Tuch vor dem Schlafengehen unter den rechten Rippenbogen; darüber legen Sie ein trockenes Tuch und darauf eine Wärmflasche. Lassen Sie den Leberwickel 15 Minuten auf der Haut – dann legen Sie sich schlafen.

wechselrückständen fördert. Bei Entzündungen, die nicht ausheilen, fördert Kalium sulfuricum die Ausscheidung von eitrigen Sekreten und somit die Heilung an Haut und Schleimhäuten.

Hier hilft Kalium sulfuricum

Bei allen Haut- und Schleimhaut-Erkrankungen hilft dieses Salz, vor allem wenn sie chronisch geworden sind oder der Heilprozess stagniert. Zu den Schleimhautentzündungen zählen zum Beispiel Hals-Nasen-Rachen-Entzündungen, Magen-Darm-Entzündungen, Entzündungen der Bronchien und der Augenbindehäute. Auch wandernde rheumatische Gelenkschmerzen reagieren gut auf Kalium sulfuricum, ebenso Störungen des Nagel- und Haarwachstums, Schuppenflechte sowie Melancholie und Ängstlichkeit.

Kalium-sulfuricum-Salbe – allgemeine Wirkung

Anwendung: bei chronischem Schnupfen mit gelbem Sekret, Nagelwachstumsstörungen; allen chronischen Hauterkrankungen, schlecht heilenden Wunden; eitrigen Hautausschlägen.

Kalium sulfuricum und Irisdiagnostik: Der Leber-Galle-Typ

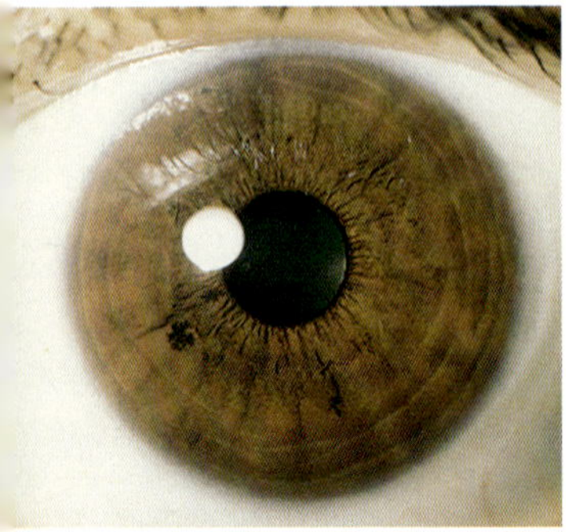
Charakteristisch für den Leber-Galle-Typ ist die gleichmäßig braune Iris.

Die Iris des Leber-Galle-Typs ist braun. Ist sie hellbraun, wird sie als »biliär« bezeichnet; ist sie dunkelbraun, nennt man sie »hämatogen«. Biliär oder biliaris kommt aus dem Lateinischen und bedeutet gallig, die Galle betreffend. Und hämatogen, ebenfalls aus dem Lateinischen, bedeutet dem Blut entstammend, unter Beteiligung des Blutes entstanden. Das heißt, Krankheiten breiten sich über die Blutbahn aus. Der Begriff hämatogen wird in der Irisdiagnostik seit langem verwendet und bezieht sich auf eine Störung der Körpersäfte. Bei beiden Iristypen sind Galle, Leber und Darm die Schwachstellen. Die braune Irisfarbe entsteht durch Braunpigmente, die sich über die ganze Iris verteilen. Vorwiegende Beschwerden sind Leberschwäche, Verdauungsstörungen (aufgrund mangelhafter Gallebildung oder -absonderung), Blähungen, Aufstoßen, Übelkeit, Völlegefühl und Stoffwechselstörungen. Das Salz Nr. 6 Kalium sulfuricum passt besonders zum Leber-Galle-System.

Kalium-sulfuricum-Typ und Tierkreiszeichen

Liegt Ihr Geburtstag in der Zeit zwischen dem 23. August und 22. September? Dann sind Sie aus astrologischer Sicht Jungfrau und die Nr. 6 der Schüßler-Salze, Kalium sulfuricum D6, ist das für Sie geeignete Salz. Die besonders anfälligen Organe bei im Tierkreiszeichen Jungfrau Geborenen sind die Verdauungsorgane, Milz, Leber und Galle sowie die Bauchspeicheldrüse.

Heilstein für den Kalium-sulfuricum-Typ

Der ideal zur Konstitution von Kalium sulfuricum passende Heilstein ist der schwefelhaltige Bernstein, ein fossiles Harz. (Kenner der Edelsteintherapie zählen Bernstein, obwohl dieser kein Stein im herkömmlichen Sinne ist, zu den Heilsteinen.) Als ältester Heilstein der Menschen wurde er schon in der Steinzeit als Schmuck getragen und ist seit Jahrtausenden als Heilstein und Amulett bekannt. Auch Hildegard von Bingen empfiehlt, bei Magen-Darm-Beschwerden für eine Stunde einen Bernstein in Wein oder Bier zu legen und 14 Tage lang nach dem Essen von dem Getränk zu trinken. Als Anhänger auf der Haut getragen, hilft Bernstein bei stoffwechselbedingten Hauterkrankungen, Galle- und Leberbeschwerden sowie Gelenkbeschwerden, er stärkt außerdem die Schleimhäute.

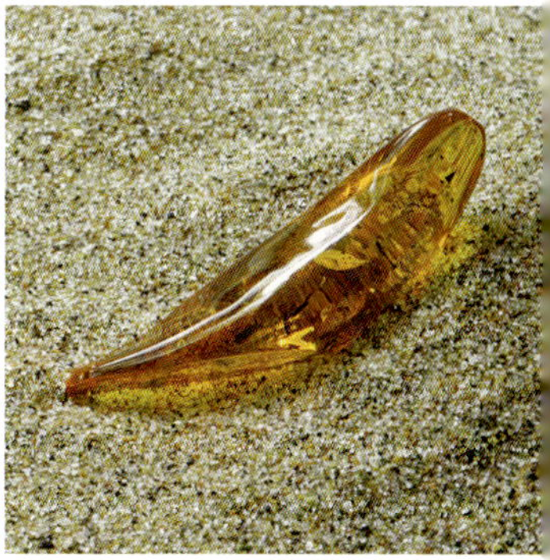

Die Heilwirkung des Bernsteins kannten bereits die Germanen, sie trugen Bernsteine als Amulette.

Seelisch soll der Bernstein Glück und Sorglosigkeit vermitteln, friedliebend und vertrauensvoll machen sowie den Glauben an sich selbst stärken.

Was dem Kalium-sulfuricum-Typ noch hilft

Bitterstoffe für den Leber-Galle-Bereich zur Funktionsanregung und für den Verdauungstrakt haben sich unterstützend bewährt, um den Stoffwechsel zu fördern. Dazu eignet sich eine sechswöchige Kur mit den Frischpflanzensäften (→ Seite 120) aus Löwenzahn und Schwarzrettich: Von beiden Säften jeweils 2-mal täglich einen Esslöffel vor dem Essen einnehmen, pur oder verdünnt. Auch ansteigende Fußbäder (→ Seite 45 f.) und eine Schröpfkopfbehandlung (→ Seite 120) der Rückenzonen (Leber, Galle) verbessern Ausscheidungsvorgänge und Organfunktionen.

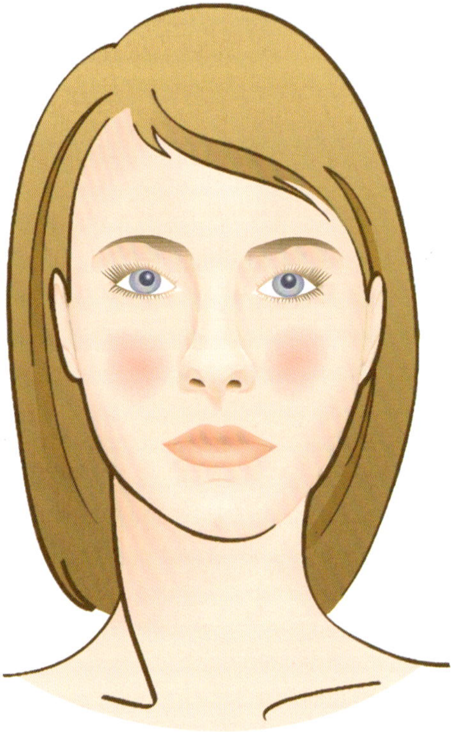

Der Magnesium-phosphoricum-Typ

SALZ NR. 7
unruhig und zu Krämpfen neigend

Konstitutionstyp

Körperliche Merkmale: Die Neigung zu Verspannungen der Muskulatur und immer wiederkehrende Krämpfe zeichnen diesen Typ aus. Heiße Getränke lindern seine Beschwerden. Auch die Schmerzen reagieren rasch auf Wärme. Charakteristisch sind Probleme im Verdauungstrakt, oft tritt nach Mahlzeiten Bauchgrimmen auf, auch kommt es zu Atemnot nach dem Essen durch Blähungen und zu Luftaufstoßen bedingt durch hastiges Essen.

Seelische Merkmale: Hektisch, leidet unter Stress, innere Unruhe, zuweilen auch aggressiv Mitmenschen gegenüber. Ist dieser Typ unruhig, nervös, aufbrausend, hektisch, sind schon deutliche Indizien da, die einen Magnesium-phosphoricum-Mangel anzeigen. Nachts liegt er oft stundenlang wach, weil er nicht abschalten kann. Auch hat er Schwierigkeiten, sich für sich selbst Zeit zu nehmen.

Mangelzeichen im Antlitz und am Körper: Die Neigung zu Schmerzen, Krämpfen und zum Erröten (zarte, unechte Röte) und psychische Erregung fallen auf bei einem Mangel an Magnesium phosphoricum. Im Gesicht findet sich die typische Magnesiaröte, eine unnatürliche, zarte Röte, die aussieht, als lägen zwei Münzen links und rechts neben den Nasenflügeln.

Bei Herzschwäche treten ebenfalls Rötungen (erweiterte Gefäße) auf der ganzen Wange auf, die nicht ausschließlich magnesiumbedingt sind; diese Zeichen werden oft chronisch und bleiben.

Die Zunge ist bei einem Magnesium-phosphoricum-Mangel rein, also nicht belegt, oder glänzt leicht gelb, wobei das Zungenrot durchscheinend wirkt.

Dosierung: Magnesium phosphoricum D6 vier Wochen lang abends 10 Tabletten, Kinder und Jugendliche 5 Tabletten als »Heiße Sieben« (→ Seite 43) einnehmen.

Diese Kur hilft, mehr Gelassenheit an den Tag zu legen und dem Stress anders zu begegnen. Sie gibt dem Körper nachts Gelegenheit zur Regeneration, denn Magnesium ist abends für unseren Organismus besonders wichtig, da es den Körper darin unterstützt, in die Ruhe- und Schlafphase zu gelangen.

ROT MUSS NICHT PEINLICH SEIN

Erregt, nervös oder peinlich berührt? Stets zeigt Erröten, dass Ihr Körper die Nr. 7 benötigt.

Konstitutionskur für Muskeln und Nerven

Neben Magnesium phosphoricum wirkt Calcium phosphoricum bei Krämpfen und übersteigerten Stoffwechselvorgängen sowie nervösen Beschwerden.

Dosierung: Sind die Beschwerden sehr ausgeprägt, helfen vier bis sechs Wochen lang mittags Calcium phosphoricum D6, 5 Tabletten als »Heiße Sieben« (→ Seite 43) – die Tabletten können auch eingenommen werden – und abends Magnesium phosphoricum D6, ebenfalls als »Heiße Sieben«.

GU-ERFOLGSTIPP

Hilfreich sind bei Ihnen alle Maßnahmen, die die innere Anspannung lösen. Als beste Entspannungsmethode empfehle ich Ihnen ausgedehnte Spaziergänge oder mehrstündige Wanderungen. Die Bewegung in der Natur, das Einatmen von gesunder Luft und die Muskelaktivierung wirken befreiend auf Körper und Seele. Probieren Sie es aus und Sie werden begeistert sein!

Nr. 7: Magnesium phosphoricum D6 – Wirkung im Körper

Magnesiumphosphat (Magnesium phosphoricum) ist eines der wichtigsten Salze im Körper: Es ist am Aufbau von Knochen und an der Funktion von Muskeln und Nerven beteiligt. Die Magnesium-Ionen sind in der Lage, Nervenimpulse, wie sie beispielsweise bei Krämpfen übermäßig an den Muskel vermittelt werden, zu dämpfen.

Hier hilft Magnesium phosphoricum

Bei Kopfschmerzen, Rücken- und Muskelschmerzen (Muskelkater, Weichteilrheumatismus), Waden-, Bauch- und Periodenkrämpfen sowie Koliken (bis zum Eintreffen des Arztes) wirkt Magnesium phosphoricum entkrampfend und schmerzlindernd. Bewährt hat es sich auch bei Hyperaktivität von Kindern, bei nervlicher Unruhe oder Aufregung.

Magnesium-phosphoricum-Salbe – allgemeine Wirkung

Anwendung: bei allen Schmerzzuständen unterstützend zur medizinischen Behandlung oder zum Salz; bei Hautjucken und Muskelverspannungen.

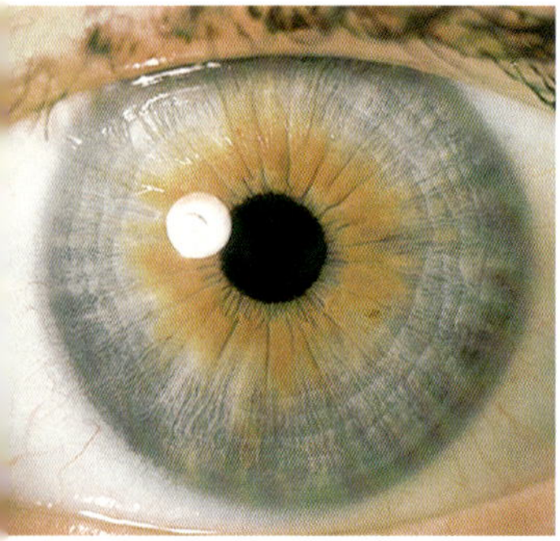

Konzentrische Kreise in der Iris weisen auf die Krampfneigung des Neuro-muskulären Typs hin.

Magnesium phosphoricum und Irisdiagnostik: Der Neuro-muskuläre Typ

Mit dem Begriff neuromuskulär sind Nerven und Muskeln sowie deren Zusammenspiel gemeint. In der Irisdiagnostik spricht man auch von einer vegetativ-spastischen Konstitution. Das bedeutet, dass vermehrt krampfartige Beschwerden wie Magen-Darm-Krämpfe, Muskelverspannung, Migräne, Durchblutungsstörungen, Rückenschmerzen, Menstruationsbeschwerden, Herzneurose (eine funktionelle, keine organische Störung), nervliche Unruhe und Anspannung auftreten. Die Iris von Personen dieses Typs zeigt konzentrische Kreise – wie mit einem Zirkel gezogen. Diese Kreise werden als Krampfringe bezeichnet und deuten auf die vegetativ-spastische Neigung hin. Die Augen sind meist braun oder braun-grün. Die erhöhte Krampfneigung ist genetisch bedingt und wurde Menschen dieses Typs mit in die Wiege gelegt.

Magnesium-phosphoricum-Typ und Tierkreiszeichen

Die Nr. 7 der Schüßler-Salze, Magnesium phosphoricum, passt am besten zum Tierkreiszeichen des Löwen (23. Juli bis 22. August). Die Schwachpunkte des Löwen sind Herz, Kreislauf und Rücken (vorwiegend die Brustwirbelsäule) sowie die Blutgefäße. Es besteht eine Veranlagung zu Venenerkrankungen und Arteriosklerose.

Heilstein für den Magnesium-phosphoricum-Typ

Serpentin, der Heilstein für den Magnesium-phosphoricum-Typ, war bereits im Mittelalter bekannt, man sagte ihm eine Wirkung gegen Schlangengift nach. Dieser Stein ist aus magnesiumreichen Silikaten aufgebaut. Es gibt verschiedene Serpentine, die nach ihren Einschlüssen, ihrem Gemenge (Mischsteine), dem Herkunftsland oder nach der Mineralgruppe (Antigorit = Blätterserpentin und Chrysotil = Faserserpentin) benannt werden. Optisch sehr schön ist der Edelserpentin.

Serpentin vermindert Aggressivität, fördert den inneren Frieden, hilft bei den durch Magnesiummangel hervorgerufenen Symptomen und wirkt krampflösend auf innere Organe.

Seelisch fördert der Serpentin Fürsorge und gegenseitige Hilfe, lindert Stress und Anspannung.

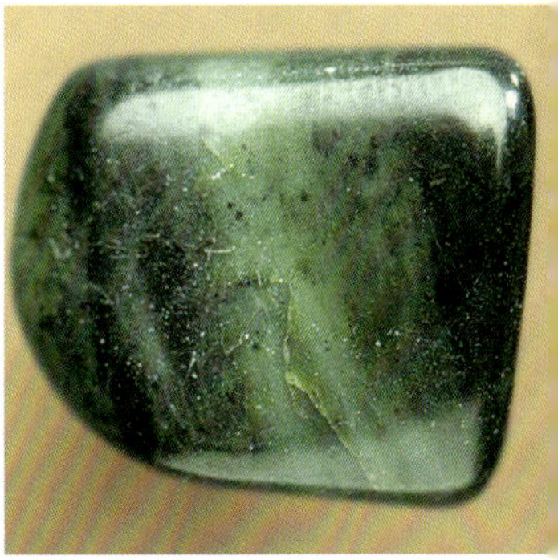

Friedlich und ausgeglichen macht der Serpentin, wenn man ihn als Anhänger trägt.

Was dem Magnesium-phosphoricum-Typ noch hilft

Massagen, warme Vollbäder mit Lavendelextrakt (Apotheke, Reformhaus) und eine Saftkur mit Johanniskraut- oder Baldrian-Frischpflanzensaft (→ Pflanzensäfte, Seite 120) fördern inneres Wohlbefinden und Ausgeglichenheit: Von einem der Säfte vier bis sechs Wochen lang 3-mal täglich vor dem Essen 1 Esslöffel, Kinder 1 Teelöffel Saft pur oder mit Wasser verdünnt einnehmen. Auch autogenes Training (→ Seite 117) und Bach-Blüten (→ Seite 117) können die Therapie unterstützen. In meiner Praxis haben sich die Bach-Blüten Agrimony, Mimulus und Impatiens sehr bewährt.

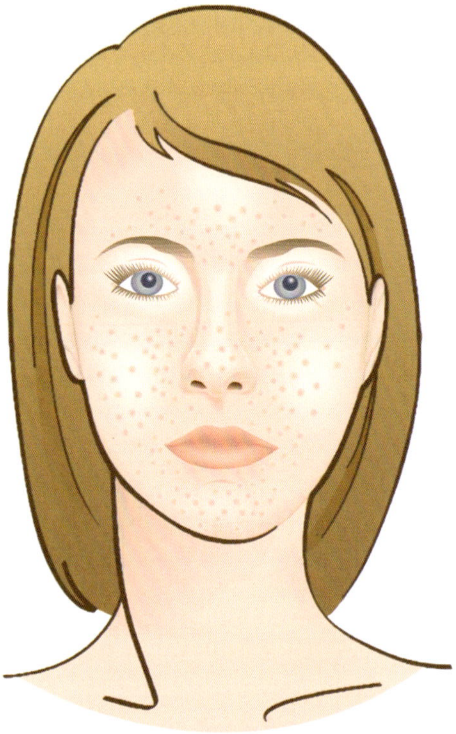

Der Natrium-chloratum-Typ

SALZ NR. 8
gestörter Wasserhaushalt

Konstitutionstyp

Körperliche Merkmale: Störungen des Wasserhaushalts sollten generell an den Natrium-chloratum-Typ denken lassen, ebenso wie chronisch kalte Hände und kalte Füße. Auch das Verlangen nach Salz ist ein typisches Merkmal, ebenso ein salziger Geschmack im Mund. Der Sekretfluss, also alle natürlichen Absonderungen (Schweiß, Speichel, Tränen, Darm-Mucin), kann erhöht oder vermindert sein. Es sind oft Menschen, die einen empfindlichen Magen haben und auf Mahlzeiten mit Druck- und Spannungsgefühl reagieren. Auch fühlen sie sich oft matt und erschöpft. Treten Schleimhauterkrankungen auf, dann sind die Absonderungen stets klar-schleimig und hell. Dieser Konstitutionstyp neigt zu Magengeschwüren, wenn er seine Lebens- und Essgewohnheiten nicht umstellt und dem empfindlichen Magen anpasst.

Seelische Merkmale: Matt, schläfrig, neigt zum Weinen, depressive Stimmung, gereizt, ärgerlich, will nicht angesprochen werden, ist verzweifelt und hoffnungslos.

Mangelzeichen im Antlitz und am Körper: Haut- und Schleimhäute sind trocken, Gelenkknacken kann auftreten; Speichel- und Tränenfluss.

Kopfschuppen, großporige Haut und Cellulite sind Hinweise auf einen Mangel. Im Gesicht ist die Haut schmierig, wie von einem Gelatinefilm überzogen, vor allem an Lidern (Make-up verläuft) und Nase. Dieser Glanz bei Natrium-chloratum-Mangel ist leicht zu erkennen: Es ist der einzige im Augenbereich auftretende Glanz. Typisch sind außerdem Platzbacken; trockene Zunge, auch feuchte Zunge mit Schleimstraßen oder kleinen Bläschen am Zungenrand.

Dosierung: Sind mehrere der Konstitutionsmerkmale vorhanden, ist eine vier- bis sechswöchige Einnahme von Natrium chloratum D6 angezeigt, Erwachsene nehmen 3-mal täglich 2 Tabletten, Kinder und Jugendliche 2 bis 3 Tabletten über den Tag verteilt.

Konstitutionskur für den Flüssigkeitshaushalt

Die drei Natriumsalze unterstützen Aufbau, Umbau und Abbau von Nährstoffen zu ausscheidungspflichtigen Stoffwechselendprodukten. Deshalb ist eine Kur mit diesen Salzen sinnvoller als die alleinige Einnahme von Natrium chloratum.

Dosierung: Erwachsene nehmen morgens Natrium sulfuricum D6, mittags Natrium phosphoricum D6, abends Natrium chloratum D6, jeweils 5 Tabletten; Kinder und Jugendliche jeweils 3 Tabletten als »Heiße Sieben« (→ Seite 43).

Sollte die Einnahme in Wasser nicht möglich sein, können Sie die Tabletten auch im Laufe des Morgens, gegen Mittag und am Abend im Mund zergehen lassen.

GU-ERFOLGSTIPP

Der folgende Tee ist besonders für Menschen mit Mischkonstitution angezeigt: Mischen Sie zu gleichen Teilen Holunder- und Schlehenblüten. Einen Esslöffel dieser Mischung geben Sie in eine große Tasse. Mit heißem Wasser übergießen, fünf Minuten ziehen lassen und täglich für drei Wochen eine Tasse trinken.
Der Tee regt vor allem den Verdauungsstoffwechsel an.

Nr. 8: Natrium chloratum D6 – Wirkung im Körper

Natriumchlorid (Kochsalz) ist für vielfältige Funktionen im Organismus verantwortlich. So regelt es zum Beispiel den Wasserhaushalt im Körper sowie die Nährstoffaufnahme der Zellen und sorgt für die richtige Durchfeuchtung aller Schleimhäute, zum Beispiel Darm, Lungen, Augen. Muskeln und Nerven brauchen Natriumchlorid-Ionen, um einwandfrei arbeiten zu können.

Hier hilft Natrium chloratum

Bei übermäßigem Feuchtigkeitsfluss (Fließschnupfen, tränende Augen bei Wind, Speichelfluss) oder Trockenheit, zum Beispiel der Schleimhäute (trockene Augen, trockene Nase) oder der Haut. Bei Ödemen (Hautschwellungen) nach Insektenstichen wird die Flüssigkeitsverteilung reguliert, auch bei Aufgedunsensein.
Zusammen mit Calcium phosphoricum wirkt das Salz auf das Knochenwachstum, reguliert die Durchblutung bei kalten Füßen und kalten Händen und hilft bei Verstopfung (Schleimmangel im Darm, der Stuhl wird trocken). In der Darmlichtung findet sich normalerweise viel Natrium, in den Schleimhautzellen wenig – ist das Verhältnis gestört, kommt es zu Stuhlunregelmäßigkeiten.

Natrium-chloratum-Salbe – allgemeine Wirkung

Anwendung: bei Hautbläschen mit wasserhellem Inhalt (Blasen am Fuß); weißen abschilfernden Hautschuppen; Fließschnupfen und trockener Nase; Gürtelrose (Herpes zoster), nach Insektenstichen, bei trockener Haut und trockenen Augenbindehäuten.

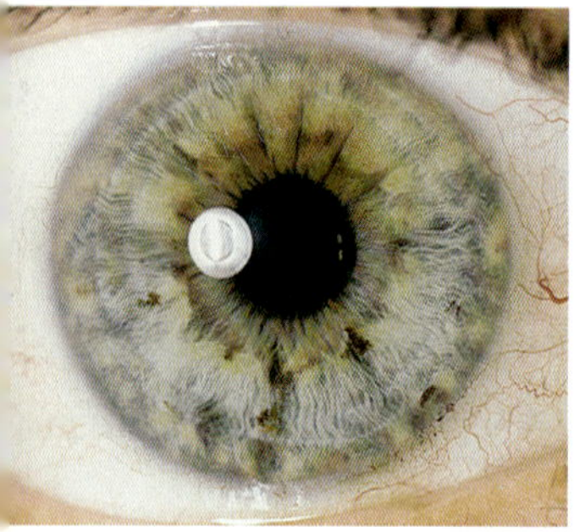

Die eigentlich blaue Iris des Mischtyps ist von einem dünnen gelben Schleier bedeckt: Dadurch entsteht die charakteristische grüne Augenfarbe.

Natrium chloratum und Irisdiagnostik: Der Misch-Typ

Menschen, die von ihrer Iris her der Mischkonstitution zugerechnet werden, haben grüne Augen. Das Grün kommt durch einen fahlen gelben Schleier auf blauem Grund, also auf der ursprünglich blauen Iris zustande. Bei Mischkonstitutionen ist die Haut trocken. Körperausscheidungen wie Nasensekret, Urin und Speichel sind häufig aggressiv und brennen auf der Haut. Beim Schnupfen beispielsweise kann das Sekret ätzend sein und die

Haut stark röten. Häufig treten Kopfschmerzen, Hauterkrankungen und rheumatische Beschwerden auf. In der Irisdiagnostik wird die Mischkonstitution als dyskratisch bezeichnet. Dieser Ausdruck stammt aus der mittelalterlichen Säftelehre (→ Seite 21) und besagt, dass die Körpersäfte in einem unausgewogenen Verhältnis zueinander stehen. Wichtig ist bei Menschen mit Mischkonstitution (hier besonders, bei allen anderen Typen auch), ausreichend zu trinken – so wird die Ausscheidung angeregt, der Körper gereinigt.

Natrium-chloratum-Typ und Tierkreiszeichen

Der Wassermann-Geborene hat zwischen dem 21. Januar und 19. Februar Geburtstag. Carey hat für den Wassermann das Salz Nr. 8, den »Wasserregulator« Natrium chloratum, gewählt. Beim Wassermann sind die Schwachpunkte im Körper Fußknöchel, Waden und Rückenmark. Zu den auftretenden Beschwerden zählen zum Beispiel Gehstörungen, Krampfadern und Venenentzündungen.

Heilstein für den Natrium-chloratum-Typ

Halit (Steinsalz, Kristallsalz) ist der Heilstein für den Natriumchloratum-Typ, er besteht aus Natriumchlorid. In Kristalllampen findet er sich in vielen Wohnungen; er soll reinigend auf die Raumatmosphäre wirken und vor Strahlung (zum Beispiel Computerstrahlung) schützen. Halit wirkt kräftigend auf den Organismus, aufmunternd bei Melancholie. Auf der Haut getragen, regt er den Stoffwechsel an und harmonisiert Körper und Seele. Seelisch hilft der Halit, starre Verhaltensweisen zu ändern.

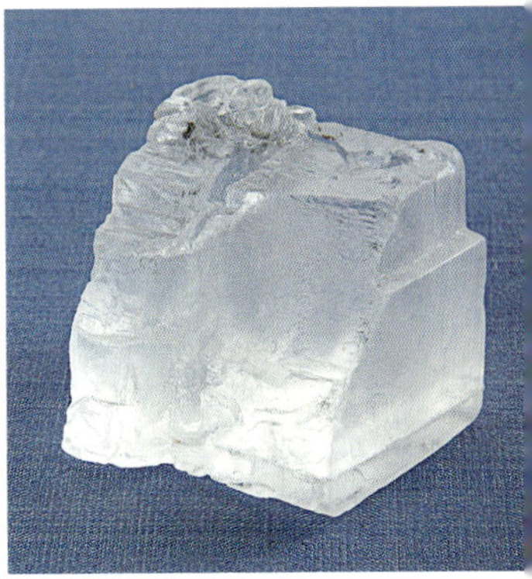

Der Halit verbessert als Salzkristalllampe das Raumklima in Wohn- und Schlafräumen.

Was dem Natrium-chloratum-Typ noch hilft

Zur Anregung der Flüssigkeitsregulation sind ansteigende Fußbäder (→ Seite 45 f.) empfehlenswert, sie sind mindestens drei Wochen lang durchzuführen. Zur Anregung der Harnausscheidung und Nierendurchspülung hilft Brennnessel-Frischpflanzensaft (→ Pflanzensäfte, Seite 120): vier Wochen lang 3-mal täglich vor den Mahlzeiten einen Esslöffel. Bei trockener Haut sollten Sie die biochemische Pflegeseife (→ Seite 44) benutzen.

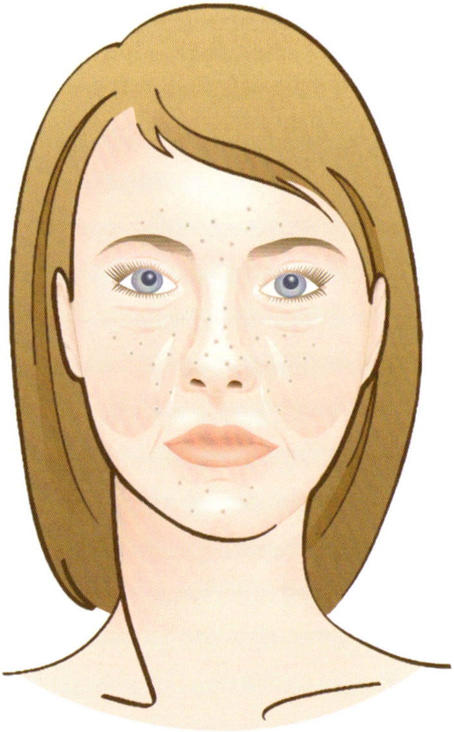

Der Natrium-phosphoricum-Typ

SALZ NR. 9
belasteter Stoffwechsel

Konstitutionstyp

Körperliche Merkmale: Es treten immer wieder Probleme mit »Säuren« auf und dadurch Beschwerden wie beispielsweise Sodbrennen und Fettverdauungsstörungen. Auch die Neigung zu Gallensteinen zeigt, dass Störungen des Fettstoffwechsels vorliegen. Ferner sind eine Milchunverträglichkeit und die Neigung zu immer wiederkehrenden Blasen- und Harnwegsentzündungen Hinweise für eine Konstitutionsbehandlung.

Seelische Merkmale: Furchtsamkeit, reagiert oft ärgerlich bei geringer Veranlassung, ist gereizt, auch apathisch, niedergeschlagen, Angst vor dem Alleinsein und bei Dunkelheit.

Mangelzeichen im Antlitz und am Körper: Harnsäureablagerungen und dadurch bedingte Gelenkbeschwerden mit Gichtknoten an den Fußzehen oder am Ohr. Im Gesicht fallen neben einer fettigen Haut (stumpfer Fettglanz, Speckglanz an der Nase, bei stärkerem Mangel im ganzen Gesicht) Mitesser (mehr als 20) auf, auch Hängebacken (wenn sie schwammig wirken: Natrium-chloratum-Mangel, wenn sie fettig sind: Natrium-phosphoricum-Mangel).

Der Stuhl kann wie mit einem schmierigen Fettfilm überzogen wirken (Seifenstuhl). Die Zunge ist oft feucht und goldgelb.

Dosierung: Eine dreimonatige Einnahme von Natrium phosphoricum D6 ist sinnvoll. Im Laufe des Tages 6 Tabletten (Kinder und Jugendliche 2 bis 4 Tabletten) nehmen, beginnend morgens und endend vor dem Schlafengehen.

Konstitutionskur für den Stoffwechsel

Werden der Zwischenstoffwechsel und die Abpufferung von aggressiven, sauren Stoffwechselschlacken im Körper mit Hilfe von Natrium phosphoricum beeinflusst und reguliert, ist es vorteilhaft, auch die Ausscheidung von Schlackenstoffen anzuregen. Dazu eignet sich Natrium sulfuricum: sechs bis acht Wochen lang im Laufe des Vormittags jeweils 4 bis 6 Tabletten (Kinder 2 bis 3 Tabletten) Natrium phosphoricum D6; im Laufe des Nachmittags 2 bis 4 Tabletten (Kinder 1 bis 2 Tabletten) Natrium sulfuricum D6.

Nr. 9: Natrium phosphoricum D6 – Wirkung im Körper

Natriumphosphat (Natrium phosphoricum) ist wichtig für den Stoffwechsel, es kommt überall im Körper vor. Dieses Salz reguliert den Zwischenstoffwechsel, also den Umbau von Nahrung zu körperwichtigen Nährstoffen. Es wirkt außerdem bei allen durch Säure bedingten Beschwerden wie Gicht (Harnsäure), Problemen der Fettverdauung (Fettsäure), Sodbrennen (Magensäure). Ist der Fettstoffwechsel gestört, können fettige Haut mit verstopften Hautporen und Akne die Folge sein.

GU-ERFOLGSTIPP

Folgende Teemischung fördert den Abbau und die Ausscheidung von Harnsäure und regt die Nierenausscheidung an: Himbeerblätter, Bohnenschalen, Birkenblätter, Hauhechel, Brennnesselblätter und Holunderblüten. Lassen Sie sich diesen Tee in der Apotheke zu gleichen Teilen mischen. Geben Sie einen Esslöffel Kraut in eine große Tasse. Mit heißem Wasser übergießen, zehn Minuten ziehen lassen. Trinken Sie täglich ein bis zwei Tassen.

Hier hilft Natrium phosphoricum

Bei Verdauungsstörungen (Koliken, Blähungen). Auch bei Störungen der Fettverdauung (oft bei abendlichen Mahlzeiten), bei der es zu Gallensteinen, Bauchkrämpfen, Windabgang und Blähungen kommen kann.
Bei Gesichtsakne, bei fettiger Haut, Sodbrennen, Muskelkater, Gelenkbeschwerden durch Gicht, Blasen- und Harnleiterentzündungen und bei Schleimhautentzündungen mit goldgelben Absonderungen ist Natrium phosphoricum ebenfalls das passende Heilsalz. Es hilft auch bei Reiseübelkeit, wenn mit der Einnahme einige Tage vor Beginn der Reise begonnen wird.

Natrium-phosphoricum-Salbe – allgemeine Wirkung

Anwendung: bei Hexenschuss im Wechsel mit Ferrum-phosphoricum-Salbe; bei Hühneraugen; bei fettiger Haut als Nachtsalbe; bei rheumatischen Gelenk- und Muskelerkrankungen wie Gicht, bei Milchschorf und beginnender Brustdrüsenentzündung.

Natrium phosphoricum und Irisdiagnostik: Der Harnsaure Typ

Harnsauer, ein Begriff aus der Irissprache, bedeutet, dass übermäßig viel Harnsäure produziert wird, sie nicht oder eingeschränkt abgebaut oder in den Gelenken als Urat (Salz der Harnsäure) eingelagert wird. Das führt zu rheumatischen Beschwerden und nach Erfahrung der alten Biochemiker sogar zu Hautkrankheiten. Der Harnsaure Typ hat häufig einen trägen Leber- und Nierenstoffwechsel. Auch die Verdauung kann Probleme bereiten. Diese Anzeichen sind genauso charakteristisch für den Natrium-phosphoricum-Typ. Bei Gicht treten Schmerzen und Schwellungen sowie Entartungen von Gelenken, in der Folge auch Schädigungen von inneren Organen durch Uratablagerungen auf. Bei Verdauungsstörungen sind abnorme Blähungen und Winde vorhanden, auch Verstopfung. Die Iris wirkt unklar, verwischt und zeigt an, dass die Säfteverhältnisse im Körper nicht in Ordnung sind. Am äußeren Rand der Iris findet man weißlich gelbe, schmierig aussehende Tupfer. Bei Kindern treten die oben

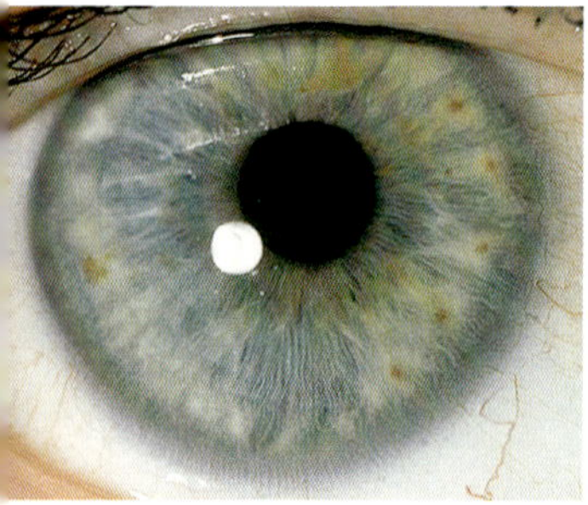

Die Iris des Harnsauren Typs ist an den weißlich gelben Tupfern am Rand gut zu erkennen.

erwähnten Beschwerden noch nicht auf, bei falscher Lebensweise mit einseitiger Nahrung (zum Beispiel viel tierisches Eiweiß, viel Süßes und wenig Bewegung) ist dieser Mensch jedoch prädestiniert für die erwähnten Beschwerden. Der Harnsaure Iristyp wird als dyskratisch bezeichnet (Dyskrasie = Störung der Körpersäfte).

Natrium-phosphoricum-Typ und Tierkreiszeichen

Das Schüßler-Salz Nr. 9 Natrium phosphoricum passt zu allen, die vom 23. September bis zum 22. Oktober geboren und von der astrologischen Bedeutung her Waage sind. Bei der Waage sind die astrologisch zugeordneten Schwachpunkte Niere, Blase und Lenden. Beschwerden sind vorwiegend Nierenleiden und unreines Blut mit daraus resultierenden Hautbeschwerden.

Heilstein für den Natrium-phosphoricum-Typ

Der Heliotrop ist der Heilstein für den Natrium-phosphoricum-Typ, er ist der Stein für Stoffwechsel und Lymphfluss. Unter Stoffwechsel verstehen wir den Umbau der Nahrung zu körperwichtigen Nährstoffen; er beginnt im Verdauungstrakt und endet mit Abbau und Ausscheidung von Schlackenstoffen. Der Stein entgiftet und neutralisiert Übersäuerungserscheinungen.
Seelisch wirkt der Heliotrop bei Gereiztheit und Aggressivität, er vitalisiert bei Erschöpfung und Müdigkeit.

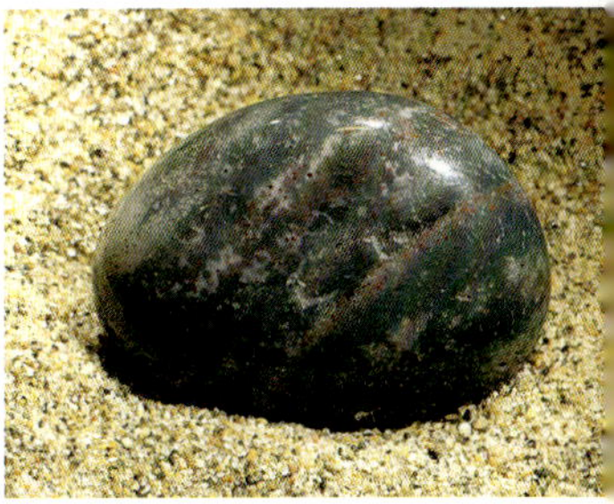

Der Heliotrop unterstützt die stoffwechselanregenden Wirkungen von Natrium phosphoricum.

Was dem Natrium-phosphoricum-Typ noch hilft

Stoffwechselanregende Maßnahmen wie heiße Bäder (→ Seite 45), regelmäßige Saunabesuche und körperliche Aktivitäten wie Wandern, ausgedehnte Spaziergänge oder Radfahren sind die einfachsten, aber wirkungsvollsten Hilfen für den Stoffwechsel. Frischpflanzensäfte (→ Pflanzensäfte, Seite 120) aus Brennnessel oder Spargel – drei bis vier Wochen lang 3-mal täglich 1 Esslöffel vor den Mahlzeiten – fördern ebenfalls die Ausscheidung, verbessern den Fettstoffwechsel und sind die idealen Begleiter für Fitness und Wohlbefinden. Bei Akne helfen Peloid-Packungen (→ Seite 120) die Hautreinigung zu fördern. Besonders gut geeignet ist die biochemische Pflegeseife (→ Seite 44 f.).

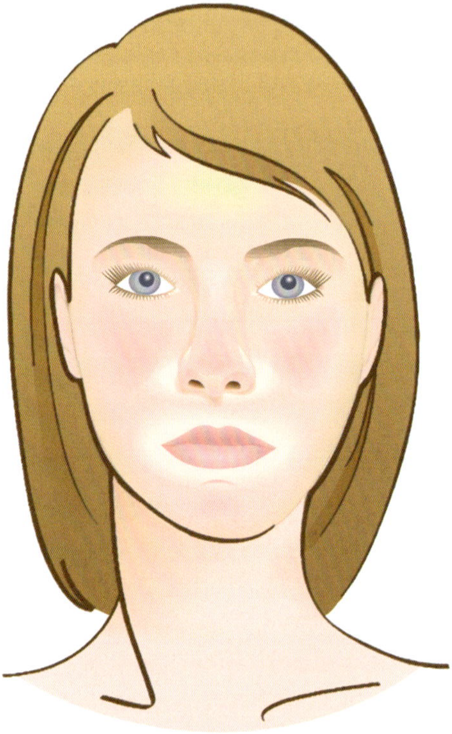

Der Natrium-sulfuricum-Typ

SALZ NR. 10
gestörte Verdauung

Konstitutionstyp

Körperliche Merkmale: Zwei entscheidende Indizien für diesen Typ sind Verschlimmerung der Beschwerden bei feuchter Witterung sowie Ausscheidungsstörungen. Für Natrium sulfuricum ist ein Indiz ausreichend, sofern weitere Merkmale die Wahl unterstützen. Hauterkrankungen sind ebenfalls typisch, vor allem nässende Ekzeme und Entzündungen. Bei diesem Typ ist es wichtig, über die konstitutionelle Behandlung der Anlagen den Körper zu sanieren.

Seelische Merkmale: Verstimmung, neigt zu trüben Gedanken.
Mangelzeichen im Antlitz und am Körper: Auffällig sind Blähbauch, grünlich gelber, auch heller Stuhl (Leber-Galle-Beschwerden); Neigung zu Ödemen (Wasseransammlungen).
Im Gesicht zeigt sich eine aggressive violett schimmernde Röte, rote Nase (wie Alkoholikernase), Wangen rötlich bläulich; Gesichtsröte (mit Aussparung des Nase-Mund-Dreiecks in Schmetterlingsform) auch nach dem Essen, nach Kaffeegenuss. Grünlich gelbliche Farbflecke, vorwiegend an der Stirn (Schläfenbereich). Bei stärkerem Mangel wirkt das Gesicht aufgedunsen, wässrig, aufgeschwemmt. Die Zunge wirkt oft schmutzig, ist bräunlich-grünlich belegt, und nicht selten besteht ein bitterer Geschmack. An den Händen können Warzen auftreten.
Dosierung: Sinnvoll ist eine vierwöchige Kur: Erwachsene und Jugendliche nehmen 3-mal 2 Tabletten, Kinder 3-mal 1 Tablette über den Tag verteilt, am besten vor den Mahlzeiten.

Konstitutionskur für den Verdauungstrakt

Nr. 8 Natrium chloratum für den aufbauenden Stoffwechsel und Nr. 9 Natrium phosphoricum für den Zwischenstoffwechsel unterstützen die Wirkung von Nr. 10 Natrium sulfuricum. Eine Kur mit Natrium sulfuricum beginnen, nach vier Wochen eine einwöchige Pause einlegen, anschließend eine zwei- bis vierwöchige Kur zusammen mit den beiden anderen Natrium-Salzen: Von jedem Salz einmal täglich 5 Tabletten als »Heiße Sieben« (→ Seite 43), die Nr. 10 morgens, die Nr. 9 mittags, die Nr. 8 abends.

Nr. 10: Natrium sulfuricum D6 – Wirkung im Körper

Natriumsulfat (Glaubersalz, Natrium sulfuricum) hilft bei Ausscheidungsstörungen und Verdauungsstörungen, indem es bei gestörter Ausscheidung, zum Beispiel bei Unterschenkelödemen im Sommer, den Abfluss des Ödems fördert.
Auch bei Verdauungsstörungen durch verminderten Gallefluss (gestörte Fettverdauung), durch Mangel an Bauchspeichel, bei Darmschwäche durch verminderten Fluss von Darmsekreten liegt eine Störung des Natriumsulfat-Stoffwechsels vor.

GU-ERFOLGSTIPP

Ansteigende Fußbäder sind für Menschen des Hydrogenoiden Typs besonders empfehlenswert. Am effektivsten ist eine drei- bis vierwöchige Kur. Wie das Fußbad gemacht wird, lesen Sie auf Seite 45. Liegen Ihre Beschwerden mehr im Darmbereich, empfehle ich zwei- bis dreimal wöchentlich einen Einlauf zu machen. Hierzu wird eine Klistierspritze aus der Apotheke (100–200 ml) mit lauwarmem Wasser gefüllt, in den After ausgedrückt und nach einigen Minuten der Darm entleert (auch mehrmals nacheinander möglich).

Hier hilft Natrium sulfuricum

Folgende Beschwerden reagieren gut auf dieses Salz: Blähungen, morgendliche Durchfälle, Verstopfung, Windabgang und eine gestörte Fettverdauung (kann zu Fettsucht führen). Auch Störungen der Flüssigkeitsausscheidung, also Ödeme (Unterschenkel, Augenlider, nach Insektenstichen) oder wenn der Harnfluss aus der Blase gestört ist.
Natrium sulfuricum ist auch dann angezeigt, wenn sich die Beschwerden durch Feuchtigkeit verschlimmern, also bei feuchtnasser Witterung – und wenn sie sich bei Wärme und Trockenheit bessern. Bei entzündlichen Erkrankungen der Haut wie Kupferfinnen (Rosacea), aggressiv entzündlicher Akne und nässenden Hautausschlägen hilft Natrium sulfuricum ebenfalls.

Natrium-sulfuricum-Salbe – allgemeine Wirkung

Anwendung: bei Warzen an den Händen, Hühneraugen, Hautpilzerkrankungen; Hautausschlägen mit Bläschen, deren Inhalt eitrig ist; Ausschlägen mit gelblichen Schuppen.

Natrium sulfuricum und Irisdiagnostik: Der Hydrogenoide Typ

Natrium sulfuricum ist ein typisches Salz für den Hydrogenoiden Typ. Es ist das Ausscheidungs- und Reinigungssalz der Biochemie. Die Ausscheidungsfunktion dieses Salzes ist hilfreich für den Verdauungsstoffwechsel und die Ausleitung von Gift- und Entzündungsstoffen. Ebenso ist sie wichtig für die Ausscheidungstätigkeit der Nieren über die Blase sowie die Ausscheidung von eingelagertem Wasser bei Ödemen (Hautschwellungen). Ist zu viel Flüssigkeit im Körper vorhanden, spricht man in der Irislehre vom Hydrogenoiden Typ (hydro = Wasser/Feuchtigkeit; Hydrogenium = Wasserstoff). Die Iris sieht wie durch Flüssigkeit aufgequollen aus, sie ist in der Regel stahlblau, kann auch braun sein. Sie zeigt kleine weiße und tupfenartige Auflagerungen. Die Beschwerden dieses Typs verschlechtern sich durch Wettereinflüsse. Häufig besteht eine Veranlagung zu Gelenk- und Muskelbeschwerden. Es kommt zu Wassereinlagerungen in Geweben, be-

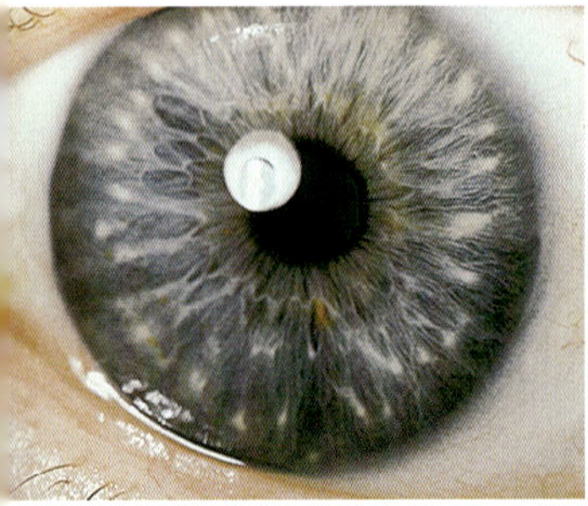

Wie aufgequollen wirkt die meist stahlblaue Iris des Hydrogenoiden Typs.

dingt durch eine Störung des Natriumhaushaltes. Auch katarrhähnliche Beschwerden sind häufig. Oft wirkt der hydrogenoide Typ aufgedunsen, hat unreine Haut, und an den Augen können Lidschwellungen (Lidödeme) entstehen. Es besteht eine Veranlagung zu rheumatisch-entzündlichen Beschwerden.

Natrium-sulfuricum-Typ und Tierkreiszeichen

Das Salz Nr. 10 Natrium sulfuricum D6 entspricht dem Tierkreiszeichen Stier. Sie sind Stier, wenn Ihr Geburtstag zwischen dem 21. April und 20. Mai liegt. Stiere zeigen besondere Anfälligkeiten im Bereich des Halses. Häufig vorkommende Beschwerden sind Entzündungen (Hals, Rachen, Mandeln) und Schilddrüsenfunktionsstörungen. Generell treten bei Stieren oft Störungen des Hormonsystems auf.

Heilstein für den Natrium-sulfuricum-Typ

Der blaue Chalcedon ist der Heilstein für den Natrium-sulfuricum-Typ, er wirkt besonders günstig bei Entzündungen der Atemwege und fördert die Regeneration der Schleimhäute. Er stärkt das Immunsystem, wirkt entzündungshemmend und regt den Fluss aller Körperflüssigkeiten an. Er fördert den Abfluss von Ödemen und regt bei Stillenden die Milchbildung an.
Hildegard von Bingen empfiehlt den Stein, um Aggressionen abzubauen. Er soll auch der Stein für Redegewandtheit sein.

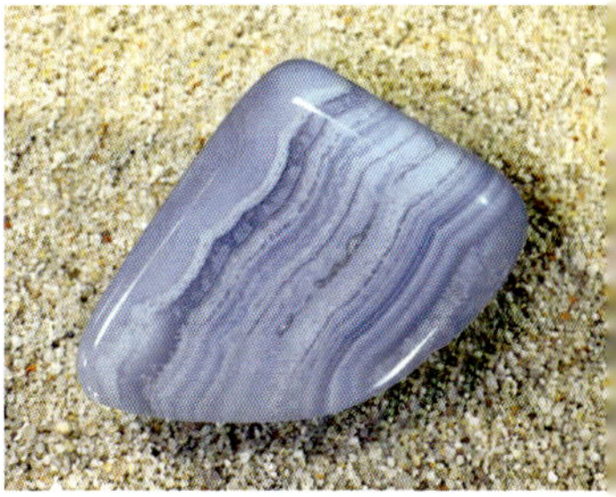

Der blaue Chalcedon hat sich als Stein für Sänger und Redner bewährt.

Was dem Natrium-sulfuricum-Typ noch hilft

Stoffwechselanregende und den Darm stärkende Maßnahmen sind beim Natrium-sulfuricum-Typ empfehlenswert: Eine kreisförmige Bauchmassage im Uhrzeigersinn mit Hilfe einer Bürste regt die Darmtätigkeit an. Die Hydro-Colon-Therapie (→ Seite 118) hilft den Dickdarm zu reinigen. Nach einer Darmspülung sollte allerdings eine probiotische Behandlung (→ Darmsanierung, Seite 117 f.) erfolgen, um die Darmflora aufzubauen.
Bei starken Verdauungsbeschwerden ist es angezeigt, den Stuhl auf Keime und Pilze zu untersuchen. Heilerde ist zusätzlich empfehlenswert, da sie Toxine im Darm bindet und ausscheidet.

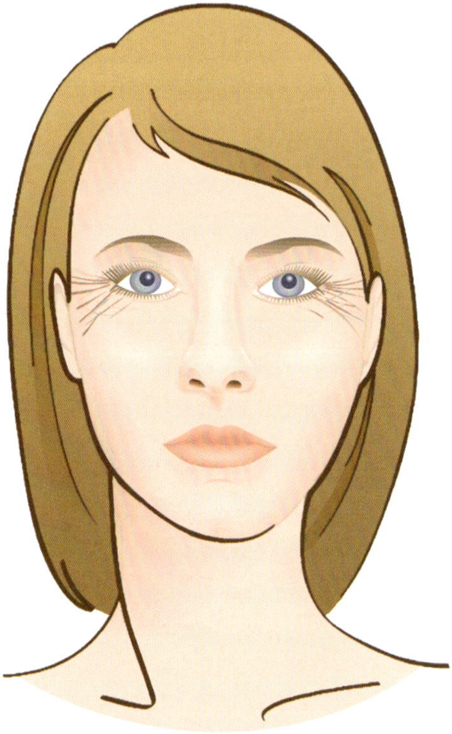

Der Silicea-Typ

SALZ NR. 11
schwaches Bindegewebe

Konstitutionstyp

Körperliche Merkmale: Der vorzeitig gealterte Mensch mit faltiger Haut, Gelenkbeschwerden (Arthrose), der Neigung zu Nierengries und häufigen »blauen Flecken« ist ein typisches Bild für den Silicea-Typ. Auch Haarwachstumsstörungen und Haarausfall, entzündete Haut (Akne), die Neigung zu Eiterungen und schlechte Wundheilung sind typisch für ihn. Chronische Erkrankungen wollen nicht ausheilen.

Seelische Merkmale: Mangel an Selbstvertrauen, schreckhaft, sehr empfindlich, schnell zornig und ärgerlich, eigensinnig, erträgt keinen Widerspruch, wankelmütig.
Mangelzeichen im Antlitz und am Körper: Die Silicea-Signaturen sind nachvollziehbar, denn wenn die Haut in einem schlechten Ernährungszustand ist, wirkt sie welk, schlaff, trocken, dünn, empfindlich und rau. Auffällig sind Krähenfüße; Glasurglanz, das heißt, die Haut wirkt wie geliftet, gestrafft, ist aber dünn und glänzt, bei Silizium-Mangel oft am Schienbein gut sichtbar und an Nase und Stirn. In 90 Prozent der Fälle liegt bei Glanz (Glanz, der sich nicht abwischen lässt) ein Silizium-Mangel vor. Haarwuchsstörungen mit diffusem Haarausfall kommen immer wieder vor. Die Augen liegen in tiefen Höhlen (Mangel an Bindegewebe); Finger- und Fußnägel sind brüchig und spröde.
Neigung zu häufigem Schwitzen; schlecht entwickelte Knochen, Verkrümmung der Wirbelsäule, lichtempfindliche Augen. Auch eine trockene Zunge (morgens schlimmer) und seifiger Geschmack im Mund.
Dosierung für eine allgemeine Konstitutionsbehandlung: drei Monate lang Silicea D3, D6 und D12 einnehmen, mit D3 beginnen, von jeder Potenz vier Wochen lang 3-mal täglich 1 Tablette, Kinder 1 Tablette, Jugendliche 2 Tabletten täglich.

Konstitutionskur für Haut, Haare und Bindegewebe

Stehen Gelenkbeschwerden im Vordergrund, Silicea D12 mit Calcium fluoratum D12 und Calcium phosphoricum D6 kombinieren; stehen Haut-, Haar- und Nagelbeschwerden im Vordergrund, eine Kur mit Silicea D12, Calcium phosphoricum D6 und Natrium phosphoricum D6 machen: Sechs Wochen lang von jedem Salz über den Tag verteilt 3 Tabletten, Kinder und Jugendliche von jedem Salz 1 bis 2 Tabletten täglich.

Nr. 11 Silicea D12 – Wirkung im Körper

Silicea (Siliziumdioxid, Kieselsäure) ist im Körper beteiligt an der Bildung der Eiweißsubstanz Kollagen, die benötigt wird, um Gelenkknorpel, Bindegewebe, Sehnen und Bänder aufzubauen und

GU-ERFOLGSTIPP

Falls Sie zum Bindegewebsschwäche-Typ zählen, hilft Ihnen ein Heilkraut, das viel Kieselsäure enthält: der Ackerschachtelhalm, auch als Zinnkraut bezeichnet. Trinken Sie vier Wochen lang Ackerschachtelhalm-Tee. Wichtig ist, das Kraut acht bis zehn Minuten zu kochen. Nur so werden die Strukturen des Halms aufgebrochen und die Kieselsäure geht in das Teewasser über. Trinken Sie täglich zwei Tassen und rechnen Sie dafür einen Esslöffel Zinnkraut.

stabil zu halten. In Haaren, Knochen und Fingernägeln sorgt Silicea für Elastizität und Festigkeit; auch für Haut, Gefäße und Augen ist Silicea unentbehrlich. Es hält die Gefäße stabil und elastisch und schützt vor Arterienverkalkung. Außerdem fördert es die Knochenbildung während des Wachstums und verbessert die Heiltendenz der Haut nach Verletzungen. Vorzeitig gealterte Haut wird mit etwas Geduld wieder straff, wenn Silicea innerlich und äußerlich für mehrere Monate angewandt wird.

Hier hilft Silicea

Bei rheumatischen Gelenkerkrankungen wie Arthrose und Gicht, Bandscheiben-, Bänder- und Sehnenerkrankungen, bei Knochenhautentzündung, übermäßigem Schwitzen; bei Akne im Gesicht, an Brust und Rücken, Eiterungen der Haut und Furunkel (zum Arzt!) und Neigung zu blauen Flecken (Blutergüssen).

Silicea-Salbe – allgemeine Wirkung

Anwendung: bei brüchigen, dünnen, verdickten und rissigen Finger- und Fußnägeln; rauer Haut, welker und alternder Haut mit Falten; bei Hühneraugen; »wildem Fleisch«, schlecht heilender Haut, entzündeten Eiterpusteln; unterstützend bei entzündetem Nagelumlauf (Panaritium), Brustdrüsenentzündung, chronischen Gichtbeschwerden. Unterstützend bei allen degenerativen (entartenden) Krankheiten der Gelenke (Arthrose).

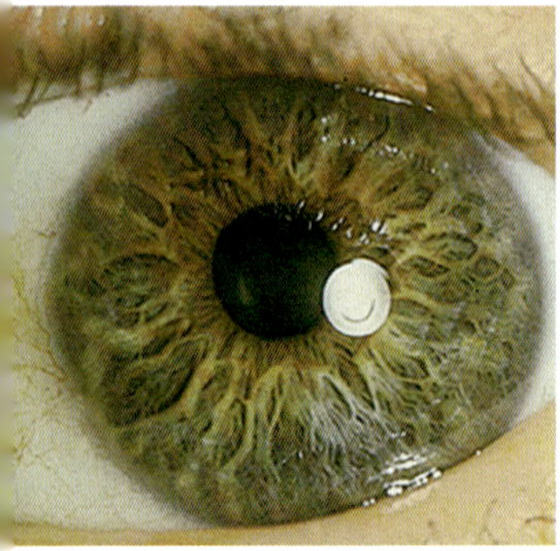

Die braune Färbung der Iris ist zwar seltener, sie kommt beim Bindegewebsschwäche-Typ aber durchaus hin und wieder vor.

Silicea und Irisdiagnostik: Der Bindegewebsschwäche-Typ

Wie bereits bei Calcium fluoratum (→ Seite 62) beschrieben, passen die Iriszeichen des Bindegewebsschwäche-Typs auch zu Silicea. Diesen Typ zeichnet eine meist blaue Iris aus. Er neigt zu Beschwerden der Knochen, Gelenke, Bänder, Sehnen, Blutgefäße und des Bindegewebes. Das Bindegewebe stützt die inneren Organe und hält sie an ihrem Platz. Bindegewebsschwächlinge leiden oft unter Arthrose – zum Beispiel an Hüft- und Kniegelenken. Die Veranlagung und Ausprägung für Falten ist deutlich vorhanden. An den Venen weisen Krampfadern und Besenreiservenen auf diese

Schwäche hin. Beschwerden, die mit übermäßiger oder nicht abgebauter Harnsäure in Zusammenhang stehen, sind ebenfalls ein Anzeichen für diesen Typ. Die Irisstruktur sieht aus wie von einem weitmaschigen Netz überlagert und wird Maßliebchen-Iris genannt. Das wichtigste Salz für diesen Iristyp ist Silicea.

Silicea-Typ und Tierkreiszeichen

Das Salz Nr. 11, Silicea D12, wurde von Carey dem Schützen zugeordnet. Zu diesem Tierkreiszeichen gehören alle zwischen dem 22. November und 20. Dezember geborenen Menschen. Die Problembereiche des Schützen sind Unter- und Oberschenkel, Hüfte, Muskulatur und Leber. Schütze-Menschen neigen zu Erkrankungen mit übermäßiger Harnsäure-Ansammlung.

Heilstein für den Silicea-Typ

Der Heilstein für den Silicea-Typ ist der Bergkristall, ein reiner Kristallquarz, der fast ausschließlich aus Kieselsäure besteht. Er stabilisiert Bänder, Gelenke und Sehnen, lindert Menstruationsbeschwerden und fördert den Muskelaufbau. Hildegard von Bingen empfiehlt den Bergkristall bei Schwitzen, Hautproblemen, Kraftlosigkeit, Augen- und Schilddrüsenerkrankungen.

Psychisch soll der Bergkristall das Selbstvertrauen fördern und bei Problemlösungen helfen sowie Selbsterkenntnis ermöglichen. Der Bergkristall galt in vielen Kulturen als Zauberstein, man glaubte, er würde Dämonen und Krankheiten vertreiben. Besonders wirkungsvoll soll der Bergkristall sein, wenn er vor der Anwendung von der Sonne erwärmt wurde.

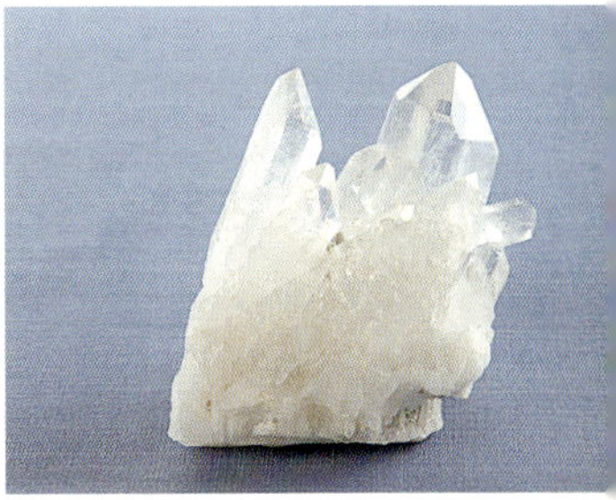

Der Bergkristall ist der ideale Kraftstein für Körper, Seele und Geist.

Was dem Silicea-Typ noch hilft

Bei Gelenkbeschwerden hilft Zinnkraut-Tee (→ Erfolgstipp, Seite 101), bei Hautproblemen helfen Dampfbäder, und Peloid-Packungen (→ Seite 120) unterstützen die Silicea-Kur. Saunabesuche sind ebenfalls empfehlenswert, weil dadurch die Schweißproduktion angeregt und normalisiert wird, die Sauna hat außerdem auf Haut und Körper eine entschlackende Wirkung. Die Pflege der Haut unterstützt die biochemische Seife (→ Seite 44 f.).

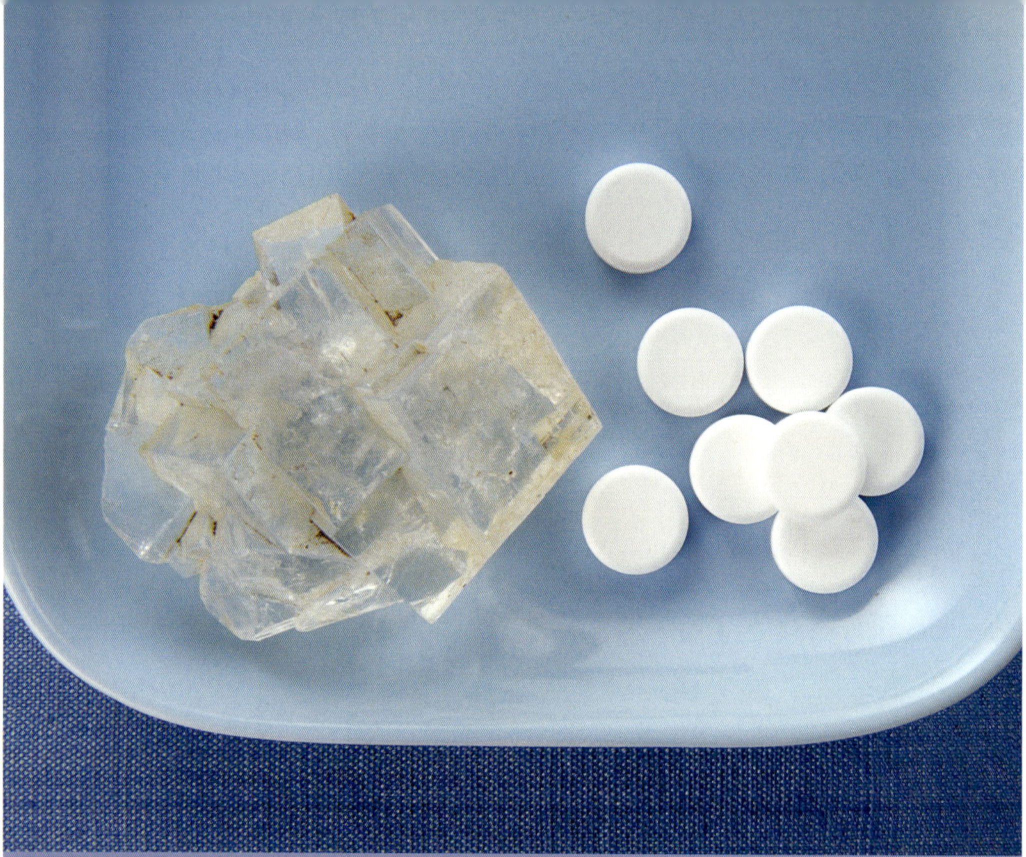

Calcium sulfuricum und die 12 Ergänzungsmittel

Die Ergänzungsmittel erweitern die Reihe der Schüßler-Salze um zwölf weitere Heilmittel. Sie wurden Anfang des 20. Jahrhunderts entdeckt und in die Biochemie-Lehre aufgenommen. Die meisten dieser zwölf Salze stammen von dem Biochemiker Dieter Schöpwinkel aus Mülheim/Ruhr (1876–1946). Schöpwinkel beschäftigte sich intensiv mit der Mineralstoffforschung – im Ausland wurde er für seine Verdienste mit dem Professorentitel und mehreren Doktorgraden ausgezeichnet.

Das Salz Nr. 12 Calcium sulfuricum D6, das ich an dieser Stelle beschreibe, nimmt in der Biochemie eine Sonderrolle ein. Strenggenommen zählt es weder zu den Basissalzen noch ist es ein Ergänzungsmittel. Schüßler hatte ursprünglich zwölf Salze in seinem Heilmittelschatz. Er entfernte Calcium sulfuricum kurz vor seinem Tode aus der Heilmittelliste, da er seine Wirkung nicht eindeutig zuordnen konnte. Schüßlers Nachfolger nahmen dieses Salz später wieder in die Gruppe der Basissalze auf, nachdem sie dessen Wirkung vor allem bei chronisch-entzündlichen Beschwerden entdeckt hatten. Dennoch wurden vom Begründer der Antlitzdiagnostik, Kurt Hickethier (→ Seite 33), keine Antlitzzeichen für dieses Salz beschrieben. Hin und wieder werden zwar in der neueren Literatur Signaturen genannt, sie sind aber nicht schlüssig und sehr unterschiedlich. Meiner Meinung nach sind die Hinweise von Dieter Schöpwinkel und Hermann Deters (ebenfalls ein Biochemiker der alten Schule) anzuerkennen. Schon vor Kurt Hickethier haben sich Schöpwinkel und Deters damit beschäftigt und zumindest ansatzweise Signaturen für die Ergänzungsmittel beschrieben. Der Vollständigkeit halber und weil ich sie selbst erst vor kurzem in der alten Literatur entdeckt habe, möchte ich sie hier mit aufführen. Diese Hinweise sind einzigartig, und ebenso einzigartig ist auch der zu jedem Salz genannte Heilstein.
Da Calcium sulfuricum eine Sonderrolle einnimmt, beginnt die Reihe der Ergänzungsmittel erst mit dem Salz Nr. 13 Kalium arsenicosum D6.

TIERKREISZEICHEN UND SALZ

Calcium sulfuricum (Nr. 12) hat Dr. Carey dem Tierkreiszeichen des Skorpions zugewiesen. Zwischen dem 23. Oktober und 21. November geborene Personen haben ihre Schwachpunkte im Bereich der Ausscheidungsorgane und der Ausscheidung von Sekreten wie Schleim und Darmsekrete. Zu den anfälligen Organen zählen außerdem die Vorsteherdrüse beim Mann und die Gebärmutter bei der Frau sowie generell das Sexualsystem.

Nr. 12 Calcium sulfuricum D6 (Kalziumsulfat) – das Salz mit der Sonderrolle

Antlitzzeichen/Signaturen

Aschfahles Gesicht mit grau-bläulichem Schimmer. Die Zunge wirkt im hinteren Bereich wie mit halbtrockenem Lehm bestrichen.

BESONDERHEIT
Die Beschwerden werden schlimmer durch Feuchtigkeit, in warmen Räumen und bei Zugluft. Sie bessern sich bei trockener Luft im Freien.

Hier hilft Calcium sulfuricum

Chronisch entzündliche Beschwerden wie rheumatische Gelenkerkrankungen, hartnäckige Blasenentzündung, Prostataentzündung; chronisch eitrige Entzündungen der Haut, sofern eine Eiteröffnung nach außen besteht (zum Beispiel Gerstenkorn); hartnäckige Akne; chronisch eitrige Bronchitis; chronischer Schnupfen mit gelblichem Sekret und hartnäckigen Nebenhöhlenentzündungen; Stoffwechselträgheit; Ausscheidungsschwäche.

Calcium-sulfuricum-Salbe – allgemeine Wirkung

Anwendung: bei rheumatischen, entzündlichen Erkrankungen, vorwiegend chronischen Erkrankungen; chronischer Stirn- und Nebenhöhlenentzündung; hartnäckigen Aknepusteln; hartnäckigem Husten (Salbe auf der Brust auftragen); Lymphflussstörungen mit Anschwellungen.

Heilstein: Selenit

Der Selenit ist ein Gipsspat (wie das Salz) und kommt als ein farbloser, weißlicher oder bräunlicher Stein vor. Die Wüstensandrose ist beispielsweise ein aus Kalziumsulfat bestehender Stein. Der Selenit wirkt kräftigend auf Prostata und Gebärmutter, strafft das Gewebe, regt Gehirnleistung und Stoffwechsel an und wirkt schmerzlindernd. Seelisch wirkt er beruhigend bei Gereiztheit und Hyperaktivität. Selenite gibt es als fantastisch aussehende Anhänger und auch als wunderschöne Lampensteine – sie können neben das Bett oder auf den Schreibtisch gestellt werden.

Der Selenit – hier eine Wüstensandrose – wirkt kräftigend und schmerzstillend.

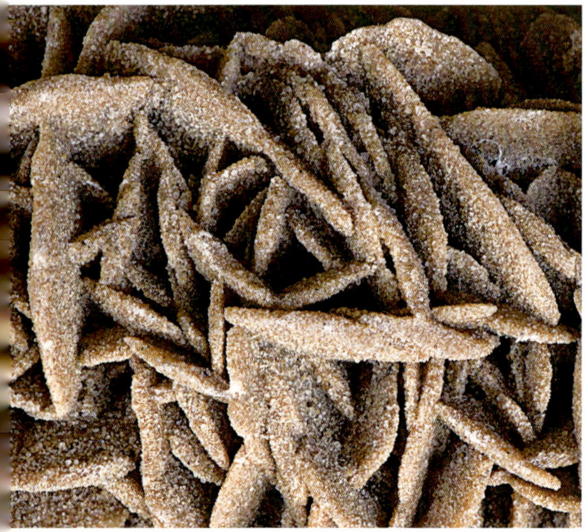

Nr. 13 Kalium arsenicosum D6 (Kaliumarsenit) – gegen hartnäckige Hautbeschwerden

Antlitzzeichen und Signaturen

Nagelmissbildungen, trockene und brüchige Nägel; generell trockene Haut.

Hier hilft Kalium arsenicosum

Schlafstörungen, Depressionen und Anämie (Blutarmut); Schnupfen, Rachenentzündung; trockene Augenbindehautentzündung mit Sandkorngefühl, Lidödeme (Lidschwellungen); Ohrensausen, Ohrgeräusche (Tinnitus); Mandelentzündung; Asthma bronchiale; trockene Bronchitis; Herzschwäche; Magen- und Darmschleimhautentzündung; schmerzhafte oder unregelmäßige Regelblutung; Krämpfe, Muskelzuckungen; hartnäckige Ekzeme mit Abschuppung und Juckreiz; Schuppenflechte; trockene, schuppige, welke Haut; schmerzhafte Hautfurchen an Ellbogen und Knien; Ekzeme zwischen Fingern und Fußzehen; übermäßiges Schwitzen; generell chronische Hauterkrankungen.

BESONDERHEIT

Die Beschwerden sind schlimmer bei Kälte, abends, um Mitternacht, bei Tiefdruck und bei feuchter Witterung. Häufig treten die Beschwerden periodisch auf.

Heilstein: Aventurin

Der Aventurin wirkt stärkend auf das Herz, regt den Stoffwechsel an, hilft Schmerzen zu lindern und ist bei Hautkrankheiten aufgrund seiner stoffwechselanregenden und entzündungshemmenden Eigenschaft zu empfehlen.

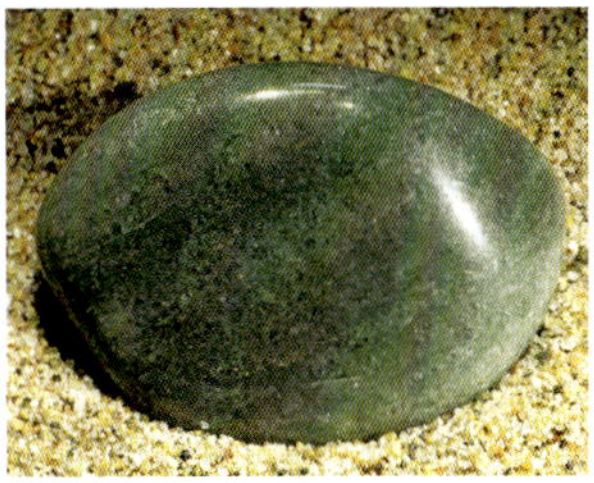

Seelisch unterstützt der Aventurin die Entspannung und wirkt beruhigend.

Nr. 14 Kalium bromatum D6 (Kaliumbromid) – hilfreich bei nervlichen Beschwerden

Antlitzzeichen und Signaturen

Die Haut im Gesicht und am Körper wirkt spröde und trocken.

Hier hilft Kalium bromatum

Depressionen, Unruhe, Schlaflosigkeit, Nervenschwäche; Entzündungen in Nase, Mund, Rachen, Magen und Darm; Seh- und Hörstörungen; Kopfschmerzen mit Druckgefühl, Gedächtnisschwäche; Kehlkopf-, Rachen- und Mandelentzündung, Schnupfen mit brennendem Sekret; Über- und Unterfunktion der Schilddrüse; Schluckauf; Asthma, Atemnot, Bronchitis; zu schwache, auch schmerzhafte Monatsblutung; Bettnässen; Nervenschmerzen; Gehstörungen, Lähmungsgefühle; überempfindliche, trockene Haut, Schuppenflechte; diffuser Haarausfall; Ekzeme mit Borken; chronische Akne; Nesselsucht und Rosacea (Kupferfinnen).

BESONDERHEIT

Bei Bewegung sind die Beschwerden etwas besser; in Ruhe schlimmer. Die Kombination mit anderen passenden Salzen hat sich sehr bewährt.

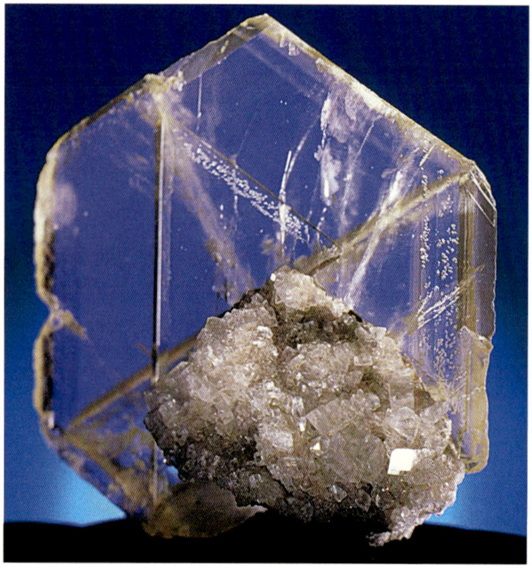

Mit Hilfe des Magnesits werden Schilddrüsenleiden positiv beeinflusst.

Heilstein: Magnesit

Der Magnesit ist ein Magnesiumgestein (nicht zu verwechseln mit dem namensähnlichen Magnetit). Er wird auch blau gefärbt angeboten (der Heilwirkung tut das keinen Abbruch). Auf den Stoffwechsel wirkt er anregend und fördert die Entgiftung des Körpers. Da der Magnesit die Schilddrüsenfunktion anregt, ist er bei Schilddrüsenunterfunktion geeignet. Er unterstützt die Organe Leber, Blase und Nieren und reguliert die Verdauung, ferner wirkt er krampflösend und muskelentspannend. Psychisch hilft er bei Depressionen, Anspannung, Angst und Überempfindlichkeit.

Nr. 15 Kalium jodatum D6 (Kaliumjodid) – bewährt bei allergischen Beschwerden

Antlitzzeichen und Signaturen

Hervortretend wirkende Augen; rote Nasenspitze, Blässe; eingefallene, umringte Augen.

Hier hilft Kalium jodatum

Akute und chronische Katarrhe – oft bei abgemagerten Personen, die häufig erkältet sind; wässriger Schnupfen (mit brennendem Sekret); Funktionsstörungen der Schilddrüse, die durch Über- oder Unterfunktion auftreten; Gesichtsneuralgie; Allergien wie Heuschnupfen; Ohrgeräusche/Ohrensausen (Tinnitus); Zahnkaries; allergisch bedingtes Asthma; hoher Blutdruck; Durchfall; Blasen- und Harnleitererkrankungen; Nackenschmerzen, untypische Rückenschmerzen, Ischiasschmerzen; Kniegelenksarthrose, Knochenerweichung; Schmerzen in der Lendengegend (Kreuzbein); Schmerzen der Knochenhaut; rheumatische Erkrankungen; Analfissuren (-furchen) bei Kindern; Hautschwellungen (Ödeme); Akne; Fettsucht.

BESONDERHEIT

Schlimmer werden die Beschwerden durch Nässe, Kälte und nachts. Besser sind sie bei feucht-heißem Wetter und bei Bewegung an frischer Luft.

Heilstein: Aquamarin

Der kalium- und eisenhaltige Aquamarin zählt zu den Beryllen. Körperlich wirkt er auf die Atemwege, die Lunge und den Halsbereich – vorwiegend bei Schleimhautentzündungen wie Bronchitis und Heuschnupfen. Auf das Immunsystem wirkt er kräftigend und wird deshalb bei Allergien eingesetzt. Er reguliert die Schilddrüsentätigkeit und kräftigt das Herz. Seelisch fördert er Gelassenheit, gibt Klarheit und stärkt die Ausdruckskraft.

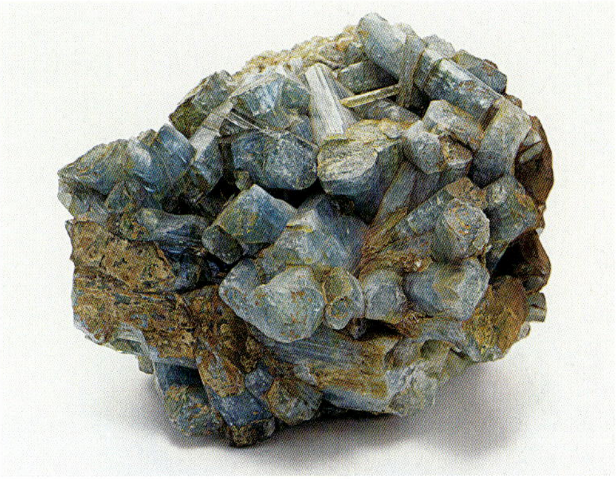

Der Aquamarin wirkt heilsam auf die Schleimhäute.

Nr. 16 Lithium chloratum D6 (Lithiumchlorid) – das Salz für Nerven und Gelenke

Antlitzzeichen und Signaturen

Rote, geschwollene Nasenspitze (vorwiegend bei bestehenden Verdauungsstörungen); die Nase ist im Zimmer trocken.

Hier hilft Lithium chloratum

Abmagerung, Auszehrung; Depressionen; Immunschwäche; Migräne; Sehstörungen; Bauchkrämpfe, Blähungen, Winde, Magenschleimhautentzündung; Harnsäureablagerungen (Gicht), rheumatische Erkrankungen; Verhärtung, Verdickung von Gewebe (zum Beispiel von Narben); Hautschwund nach Kortisonanwendung; Seborrhoe (Schmerfluss – krankhafte Absonderung der Talgdrüsen).

Heilstein: Smaragd

Der Smaragd wirkt entzündungshemmend, stärkt das Immunsystem und lindert rheumatische Beschwerden. Außerdem stärkt er den Körper nach durchgemachten Erkrankungen. Er regt die Giftausscheidung an und fördert die Herztätigkeit. Seelisch vermittelt er Ausgeglichenheit, hilft bei der Überwindung von Schicksalsschlägen und gibt Lebensfreude. Hildegard von Bingen empfahl den Smaragd bei vielen verschiedenen Gebrechen als Heilstein. Der Smaragd enthält Lithium, Kalium und Natrium.

BESONDERHEIT

Morgens und bei Bewegung sind die Beschwerden oft schlimmer, auch das Liegen auf der rechten Seite verstärkt die Beschwerden. Besser sind sie einige Zeit nach dem Aufstehen.

Der Smaragd wurde bereits von Hildegard von Bingen als Heilstein empfohlen.

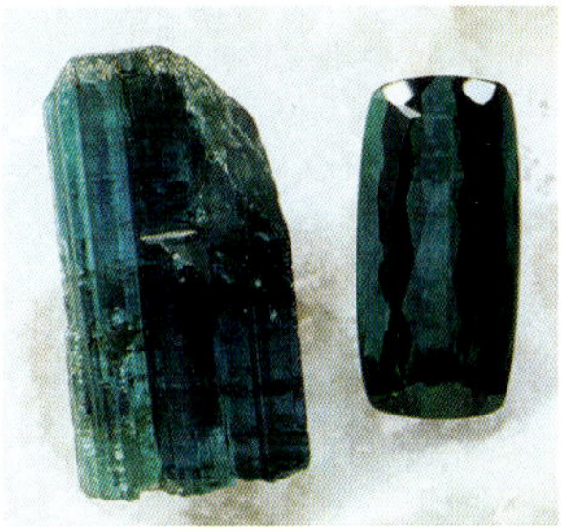

Nr. 17 Manganum sulfuricum D6 (Mangansulfat)

Mangan ist das in der Erdkruste am häufigsten vorkommende Metall.

BESONDERHEIT
Schlimmer sind die Symptome in geschlossenen Räumen, bei Erregung und nachts. Häufig besteht das Verlangen nach frischer Luft.

Antlitzzeichen und Signaturen

Angaben existieren bei der Nr. 17 nur für die Haut, die generell rau und trocken ist.

Hier hilft Manganum sulfuricum

Allergische Symptome bei geschwächtem Immunsystem; Lernstörungen; Anämien, die sich durch Eisen- und Vitamin-B12-Gaben nicht bessern; Hyperaktivität; Depressionen; Erregung; trockene Schleimhäute (z. B. Mund, Rachen); Rachenentzündung, Speichelfluss; Schilddrüsenkropf trotz ausreichender Jodversorgung; Zungenbrennen; Druckgefühl der Augen sowie gerötete und geschwollene Augen, Sehschwäche, Funkensehen, entzündete Lider; Bronchitis; chronische Katarrhe der Luftwege; Magen-Darmschleimhautentzündung; Blasenentzündung; Arthritis, Arthrose, Gicht; Bandscheibendefekte; Knochenwachstumsstörungen, Knochenhautentzündung, Osteoporose; Ekzeme, Schuppenflechte.

Der blaue Topas regt Energieprozesse im Körper an und wirkt ausgleichend auf die Psyche.

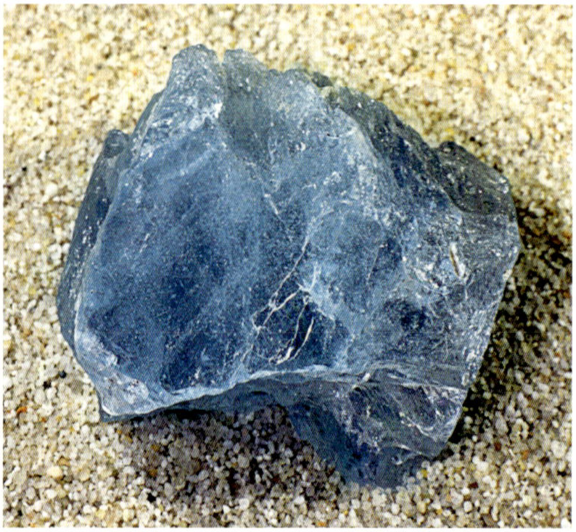

Heilstein: blauer Topas

Der blaue Topas enthält Eisen, Chrom und Mangan. Er lindert Depressionen, wirkt nervenstärkend und vermittelt ein ausgeglichenes Gefühlsleben. Er verbessert außerdem die Verdauung, regt den Stoffwechsel und generell körpereigene Verbrennungsprozesse an – nur so kann im Organismus Energie entstehen. Der Blau-Topas stärkt vor allem die Schleimhäute im Hals- und Rachenbereich – er sollte deshalb als Kette oder Anhänger um den Hals getragen werden, kann aber auch in der Hand gehalten werden.

Nr. 18 Calcium sulfuratum Hahnemanni D6 (Kalziumsulfid)

Dieses Salz ist die am stärksten wirkende Kalzium-Schwefel-Verbindung.

Antlitzzeichen und Signaturen

Hautrisse an Händen und Füßen; geschwollene Oberlippe; sauer riechender Schweiß; Einriss in der Mitte der Unterlippe; das Gesicht wirkt gelblich, unrein, ungesund.

Hier hilft Calcium sulfuratum Hahnemanni

Melancholie, Erschöpfung; Infektanfälligkeit; seelische Überempfindlichkeit; Quecksilber- und Schwermetallbelastungen (zur Toxinausleitung); eitrige Entzündungen (die Potenz D6 bringt die Eiterung zur Reife, die D12 hemmt die Eiterung, wirkt einschmelzend); chronische Mandelentzündung; Grauer Star; verschleppte Bronchitis, Bronchialasthma; generell bei Durchfall; Diabetes (Zuckerkrankheit); Impotenz; Osteoporose; chronische Hautkrankheiten; eitrige, schlecht heilende Haut; Nesselsucht; übermäßiges Schwitzen; empfindliche, entzündete Haut, die bei Berührung schmerzt; Abszesse.

Heilstein: Schalenblende

Die Schalenblende ist ein wunderschöner, mehrfarbiger Stein, der in der Mineralogie den Sulfiden zugerechnet wird (wie das Salz Nr. 18). Er ist gelbbraun und silbergrau gebändert. Körperlich wirkt die Schalenblende auf das Gehirn sowie auf den Geschmacks- und Geruchssinn. Sie fördert die Leistung des Immunsystems, wirkt auf die Bauchspeicheldrüse stärkend und unterstützt die Entgiftung des Körpers bei der Ausleitung von Schadstoffen. Seelisch fördert die Schalenblende den Schlaf und ist hilfreich bei Erschöpfung und Angst.

BESONDERHEIT

Die Beschwerden verschlimmern sich durch kalte Luft, durch kalte Anwendungen (zum Beispiel kaltes Wasser) und durch Berührung, sie bessern sich durch lokale Wärme. Nach Schöpwinkel verstärken Manganum sulfuricum, Kalium sulfuricum und Natrium phosphoricum die Wirkung dieses Salzes.

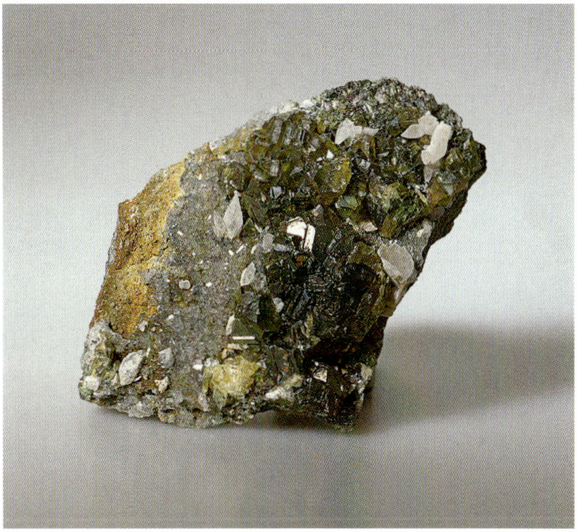

Chemisch gesehen zählt die Schalenblende wie die Nr. 18 der Schüßler-Salze zu den Sulfiden.

BESONDERHEIT
Vor der Regelblutung, bei Neumond, nachts und bei Kälte sind die Beschwerden stärker, außerdem bei Berührung; besser sind sie beim Trinken von kaltem Wasser und nach dem Schwitzen.

Nr. 19 Cuprum arsenicosum D6 (Kupferarsenit)

Paracelsus (1493–1541, Naturphilosoph, Arzt) setzte Kupfersalze bei psychischen Erkrankungen, Hysterie und Lungenkrankheiten ein.

Antlitzzeichen und Signaturen

Die Haut wirkt leicht gelblich, auch bläulich, marmoriert; die Zunge ist schleimig belegt; die Haut kalt; Eiweiß im Urin.

Hier hilft Cuprum arsenicosum

Abwehrschwäche; schlechte Genesung und Schwäche nach Krankheiten; Anämie; Appetitlosigkeit, gestörter Geschmack; psychische Erschöpfung, Melancholie, Schlafstörungen; Migräne; Krampf des Kehldeckels (Glottiskrampf); Herzschmerzen (Angina pectoris); Asthma bronchiale; Bronchitis mit heftigen Hustenattacken; Durchfall mit Krämpfen, Magen-Darmschleimhautentzündung mit Krämpfen; Osteoporose; Krämpfe und Zuckungen; Gehstörungen; Morbus Raynaud (Gefäßerkrankung mit Verkrampfung, weißen, schmerzhaften Fingern durch Kälte); Pigmentstörungen der Haut.

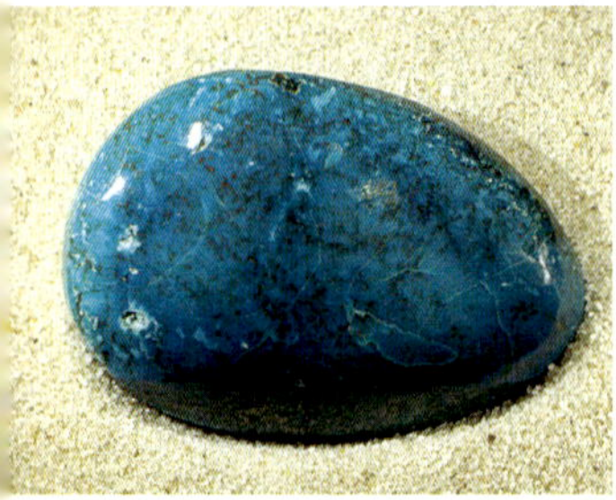

Der kupferreiche Chrysokoll wurde bereits von den Indianern als Heilstein eingesetzt.

Heilstein: Chrysokoll

Der Chrysokoll wurde schon früh in den indianischen Kulturen verwendet. Er enthält große Anteile von Kupfer. Er wirkt fiebersenkend, blutdrucksenkend, krampflösend und entspannend und eignet sich hervorragend bei stressbedingten Beschwerden. Seelisch wirkt er beruhigend bei Nervosität und Überreizung.

Nr. 20 Kalium Aluminium sulfuricum D6 (Kalium-Aluminiumsulfat, Alaun)

Alaun wurde früher bei Durchfall und Darmblutungen verordnet, heute ist es nur noch in potenzierter Form gebräuchlich.

Antlitzzeichen und Signaturen

Das Gesicht ist gelblich wächsern, auch trocken und rau.

Hier hilft Kalium Aluminium sulfuricum

Gedächtnis- und Konzentrationsschwäche, Lernstörungen, Vergesslichkeit im Alter; leichte Depressionen; Nachtschweiß; Tränen- und Speichelfluss; chronischer Rachenkatarrh, oft mit starkem Auswurf; chronischer Bronchialkatarrh; Magen- und Darmkoliken mit Durchfall; Verstopfung; Zwischenblutungen außerhalb der Regel; Harninkontinenz; Bettnässen; Fußschweiß.

BESONDERHEIT

Schlimmer werden die Beschwerden durch Bettwärme, nach dem Essen und in geschlossenen Räumen. Sie bessern sich an frischer Luft.

Heilstein: Türkis

Der aluminiumhaltige Türkis hilft bei infektiösen Erkrankungen wie Schleimhautentzündungen, er fördert die Regenerationskraft des Körpers, unterstützt die Gehirntätigkeit und regt die Entgiftung an. Er ist außerdem bei Magenbeschwerden geeignet. Michael Gienger (→ Bücher, Seite 122) empfiehlt, diesen Stein auf den Solarplexus (Magengrube) zu legen, um seine Wirkung zu spüren. Seelisch gleicht der Türkis wie auch das Salz Stimmungsschwankungen aus, wirkt aufmunternd und stärkend bei Erschöpfung.

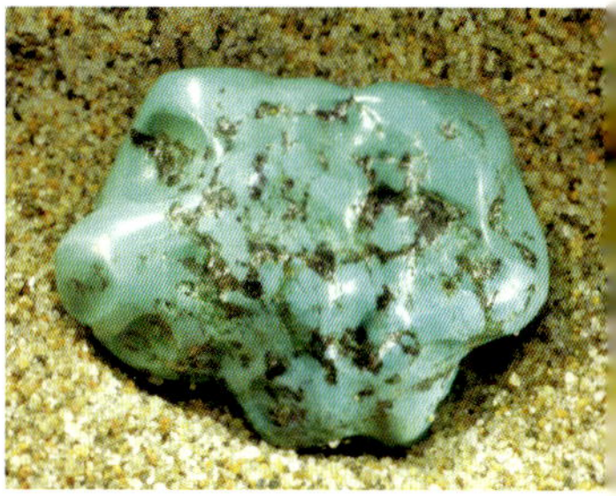

Besonders auf die Schleimhäute wirkt der aluminiumhaltige Türkis.

Nr. 21 Zincum chloratum D6 (Zinkchlorid)

Zink ist das in den vergangenen Jahren am intensivsten erforschte Mineralsalz.

Antlitzzeichen und Signaturen

Das Gesicht ist bei Zinkverteilungsstörungen oft blass, auch gelbbläulich und wirkt durchscheinend; auch weiße Flecken an Nägeln können auf einen Zinkmangel hindeuten.

Hier hilft Zincum chloratum

Abwehrschwäche mit häufigen Infekten; Wachstumsstörungen; Hyperaktivität, Unruhe; Depressionen; niedriger Blutdruck; Diabetes (Zuckerkrankheit); Prostataerkrankungen; nervöse Zuckungen, auch mit Krämpfen; Neuralgien und Taubheitsgefühl; Restless-Legs-Syndrom; Störung der Wundheilung, schlechte Heiltendenz; Akne, chronische Ekzeme; Nagel- und Haarwachstumsstörungen, vorzeitiges Ergrauen der Haare.

BESONDERHEIT

Zinkbedingte Beschwerden sind schlimmer bei Berührung, während der Regelblutung, zwischen 17 und 19 Uhr, nach dem Essen und durch Weingenuss. Sie bessern sich beim Essen und durch Lärm.

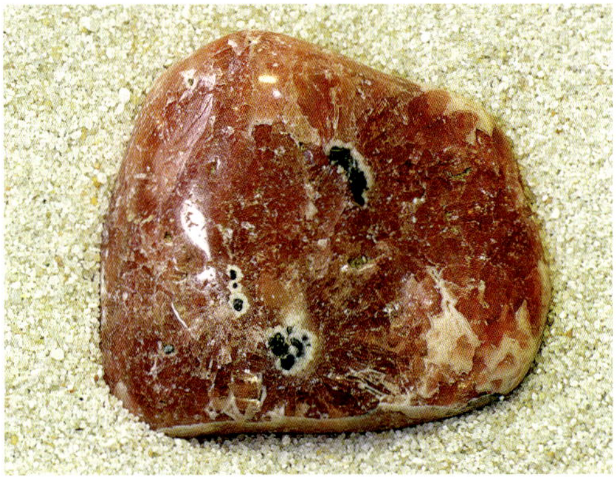

Zu gesunder Haut und einem schönen Aussehen soll das Tragen des Rhodochrosits verhelfen.

Heilstein: Rhodochrosit

Der zink-, mangan- und eisenhaltige Rhodochrosit regt Kreislauf, Nieren- und Keimdrüsentätigkeit an und reguliert den Blutdruck. Er fördert eine gesunde Haut und das Sehvermögen. Seelisch vermittelt er ein positives Lebensgefühl. Dadurch entsteht das Gefühl von Beschwingtheit und Wachheit. Michael Gienger (→ Bücher, Seite 122) empfiehlt den Rhodochrosit bei Migräne – man soll den Stein in die Kuhle am Hinterhaupt legen.

Nr. 22 Calcium carbonicum Hahnemanni D6 (Kalziumcarbonat)

Dieses Mittel wird aus der kalkreichen Schale der Auster hergestellt.

Antlitzzeichen und Signaturen

Blässe; tief liegende Augen, dunkle Ringe, auch blaue Ringe um die Augen; geschwollene Oberlippe; helläugig; oft pastöse, dickliche, plumpe Personen; die Hände sind schwammig, kalt, weich; die Gelenke überstreckbar.

Hier hilft Calcium carbonicum Hahnemanni

Ängstlichkeit, Depressionen, unruhiger Schlaf; Infektanfälligkeit; Fettsucht; Mathematik-Schwäche bei Kindern; Asthma bronchiale; Bluthochdruck; chronische Mandelentzündung, Vergrößerung der Mandeln; Nasenpolypen; Verdauungsstörungen; chronische Magen-Darmschleimhautentzündungen; Diabetes (Zuckerkrankheit); Regelbeschwerden (schmerzhaft, übermäßig, unregelmäßig); generell Beschwerden in den Wechseljahren; Prostatavergrößerung; Krämpfe der Muskulatur; Taubheitsgefühl, Kribbeln und Ameisenlaufen – zum Beispiel in den Armen; Knochenwachstumsstörungen, Osteoporose; chronische Ekzeme, Milchschorf, Neurodermitis; übermäßiges Schwitzen, Kopfschweiß; Ekzeme zwischen Fingern und Zehen; Nagelwachstumsstörungen.

BESONDERHEIT

Schlimmer werden die Beschwerden durch Anstrengung (geistig, körperlich) und feucht-kaltes Wetter; besser durch trockenes Klima und in Ruhe.

Heilstein: weiße Koralle

Korallen sind Skelette aus Meereslebewesen, die sich im Meer ansiedelten und Kalk bildeten. Sie sind sehr kräftige Heilsteine – vorwiegend die rote, weiße und schwarze Koralle. Die weiße Koralle besteht wie das Salz Nr. 22 aus Kalziumcarbonat, sie steuert den Kalzium- und Phosphatstoffwechsel und hilft bei Knochen- und Zahnerkrankungen, dazu zählen zum Beispiel Erweichungen an Knochen und am Zahnschmelz (das führt zu Knochenverkrümmung und Karies). Psychisch verleiht die Koralle Stabilität; sie intensiviert außerdem das Meditieren.

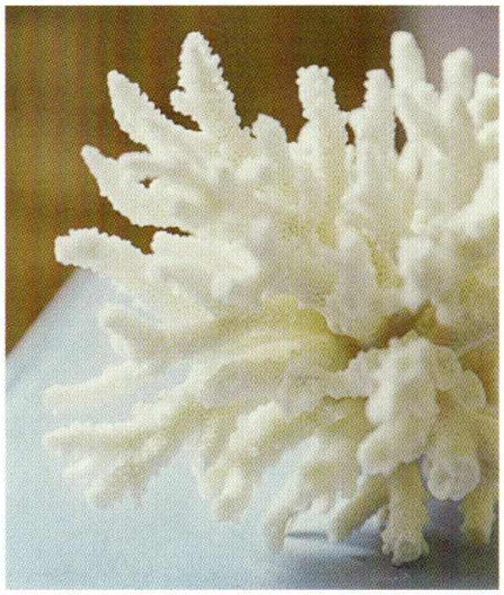

Die weiße Koralle ist eine aus Meereslebewesen entstandene Kalkformation.

Nr. 23 Natrium bicarbonicum D6 (Natriumbicarbonat, Natron)

Natron ist ein altes Hausmittel, unter anderem wird es bei Magenübersäuerung angewendet.

Antlitzzeichen und Signaturen

Milchige, wässrige Haut; gedunsenes Gesicht; Leberflecke im Gesicht, gelbe Flecken; geschwollene Oberlippe; blass, blaue Augenringe, oft geschwollene Augenlider.

Hier hilft Natrium bicarbonicum

Alkoholkater (im Wechsel mit Nr. 21 Zincum chloratum D6); Anämie; kalte Füße; Störungen des Fettstoffwechsels; Schnupfen; Magen-Darmschleimhaut-Reizungen; Sodbrennen, saures Aufstoßen, Völlegefühl nach schweren Mahlzeiten; Winde. Insektenstiche mit Schmerz und Schwellung (Breiumschlag mit drei Tabletten); trockene Haut.

BESONDERHEIT

Die Beschwerden werden schlimmer durch Sitzen, Hitze, Gewitter, geistige Anstrengung, Zugluft und Wetterwechsel. Sie bessern sich durch Bewegung und bei Zimmertemperatur.

Heilstein: Biotit

Biotite, auch als Biotit-Linse bezeichnet, sind eigentümliche Steine, die bei der Gebirgsbildung entstanden sind. Durch die Sommerhitze blähen sie sich kugelig auf und sprengen ihr Gestein heraus. Deshalb werden sie auch als »gebärende Steine« bezeichnet und sind in der

»Gebärende Steine« werden sie im Volksmund genannt, denn bei Hitze können sich Biotite aufblähen und zerspringen.

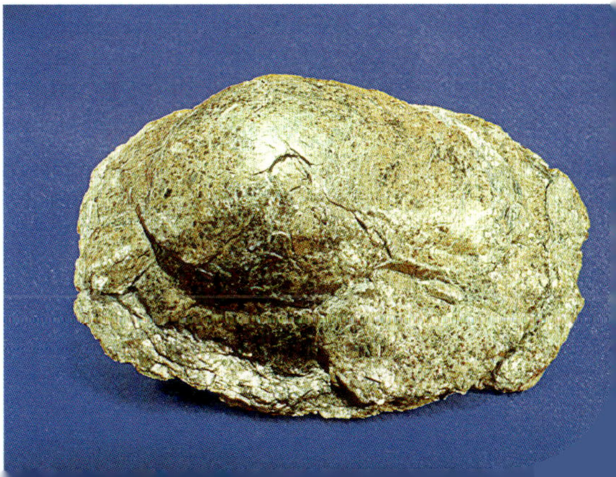

Mythologie Heilsteine für gebärende Frauen. In der Steinheilkunde werden sie zur Entgiftung, gegen Übersäuerung, bei Verdauungsstörungen wie Verstopfung und bei Rheuma und Gicht empfohlen. Seelisch helfen sie, ein höheres Bewusstsein zu erreichen, und sollen vor Fremdeinflüssen schützen.

BESONDERHEIT
Die Haut wird schlechter durch Waschen, durch Kälte und bei extremen Temperaturen; allgemein bessern sich die Beschwerden durch Essen. Es besteht das Verlangen nach frischer Luft.

Nr. 24 Arsenum jodatum D6 (Arsentrijodid)

Arsentrijodid war früher in der Medizin als Heilmittel gegen Lepra gebräuchlich.

Antlitzzeichen und Signaturen

Trockene, schuppige Haut; fortschreitende Abmagerung.

Hier hilft Arsenum jodatum

Körperliche Schwäche, Gewichtsverlust; Unruhe, Angst; akuter und chronischer Schnupfen, Heuschnupfen, Nebenhöhlenentzündung; Funktionsstörungen der Schilddrüse; Asthma bronchiale; chronische Bronchitis; Blasenfunktionsstörungen wie Bettnässen bei Kindern; Entzündungen; nässende Hautausschläge; jugendliche und Akne mit derben Pusteln; Schuppenflechte, Kupferfinnen (Rosacea).

Seinen volkstümlichen Namen Katzengold – abgeleitet vom Wort »Ketzer« – verdankt dieser Stein seiner goldenen Farbe.

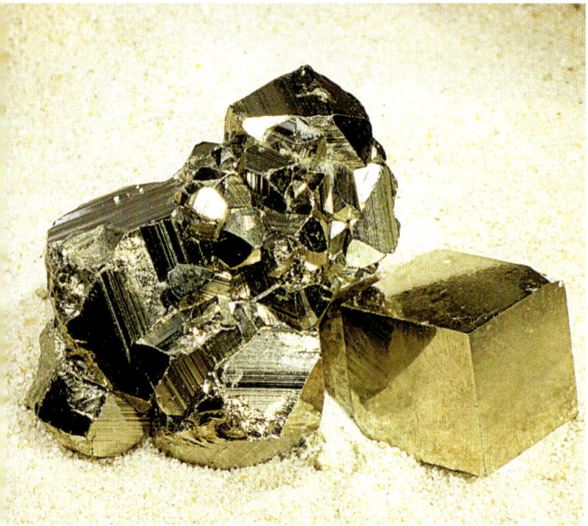

Heilstein: Pyrit (Katzengold)

Der Pyrit ist ein messingfarben bis silbrig glänzendes Gestein. Pyrit besteht hauptsächlich aus Eisen und Schwefel, enthält aber auch geringe Mengen an Arsen, Kupfer und Gold. Der Pyrit ist ein hervorragender Heilstein für den Atemtrakt. Dort hilft er wie das Salz bei Entzündungen und bei Atemproblemen. Er stärkt das Nervensystem, löst Ängste und hilft bei Depressionen. Außerdem verbessert er die Durchblutung und Atmungsaktivität der Haut. Edelsteinexperten empfehlen, den Pyrit mit einer gelben Lampe 20 Minuten zu bestrahlen. Dadurch verstärkt sich die Wirkung.

Unterstützende Therapie-Maßnahmen

Alexander-Technik

Der Engländer F. Matthias Alexander entwickelte die Alexander-Technik (→ Bücher, Seite 122), basierend auf der Annahme, dass viele Erkrankungen durch eine körperliche Fehlhaltung bedingt sind. Mit Hilfe der Haltungskorrektur nach Alexander werden die durch Belastungen an Organen und Gelenken entstandenen Beschwerden geheilt. Die Haltungskorrektur basiert, verkürzt ausgedrückt, darauf, dass eine gerade Haltung beim Sitzen und Gehen als Dauerhaltung geübt wird. Gute Erfahrungen mit der Alexander-Technik, der mittlerweile häufig eingesetzten Haltungskorrektur, wurden bei Wirbelsäulen- und Bandscheibenerkrankungen, bei Asthma, Neuralgien, Verdauungsstörungen, Herzbeschwerden, Unruhe, Senkfuß, Muskelverspannungen und Rundrücken gemacht.

TIPP

Autogenes Training lässt sich in Volkshochschulkursen, aber auch mit Hilfe von Ratgebern (→ Seite 122) erlernen.

Autogenes Training

Eine von dem Psychotherapeuten Johannes Heinrich Schultz (1884–1970) entwickelte Methode der Selbstentspannung, die bei Schmerzen, nervösen Herzbeschwerden, Stress, nervösen Magen-Darm-Störungen und Schlafstörungen hilft.

Bach-Blüten-Therapie

Die Behandlung mit den 38 Essenzen aus wild wachsenden Blütenpflanzen hat der englische Arzt Edward Bach Anfang des vergangenen Jahrhunderts entwickelt. Er ordnete die Essenzen seelischen Zuständen wie Habgier, Zorn und Angst zu und vertrat die Meinung, dass körperliche Krankheiten seelische Ursachen haben. Für eine effektive Behandlung müssen die Bach-Blüten individuell, am besten von einem erfahrenen Therapeuten ausgewählt werden.

Darmsanierung

Ein gesunder Darm ist mit Bakterien besiedelt. Ist die Darmflora aufgrund einer krankhaften Störung oder durch die Einnahme von Antibiotika geschädigt, sollte eine Darmsanierung erfolgen.

Dabei wird die Darmflora mit Hilfe von speziellen Medikamenten wieder aufgebaut. Die Präparate enthalten lebende Keime wie Bifidum- und E.-Coli-Bakterien. Eine Darmsanierung sollte nach Antibiotika-Therapien und bei Darmerkrankungen erfolgen.

Darmspülung – Hydro-Colon-Therapie

Mit Hilfe von Darmspülungen, sogenannten Hydro-Colon-Therapien (Hydro = Wasser, Colon = Dickdarm), wird der Darm von Schlackenstoffen und alten Stuhlresten gereinigt, die Blähungen, Winde und Unwohlsein auslösen können. Durch den After wird Wasser in den Darm geleitet, gleichzeitig erfolgt eine Bauchmassage; über das Einleitungsrohr wird das Wasser wieder ausgeschieden – und mit ihm die Stuhlreste.

GESUND DURCH DARMREINIGUNG

Hydro-Colon-Therapien werden von Ärzten und Heilpraktikern durchgeführt.

Gesichtsdampfbad

Gesichtsdampfbäder mit heißem Wasser wirken reinigend auf die Haut, bei Zusatz von Kamillentee entzündungshemmend. Ein Gesichtsdampfbad ist eine gute Möglichkeit, die Behandlung von Akne zu unterstützen.

So wird das Dampfbad gemacht: Eine Schüssel mit 2 Litern heißem Wasser füllen, 2 Beutel Kamillentee zugeben. Den Kopf, mit einem großen Handtuch bedeckt, über die Schüssel beugen und den Dampf 10 bis 15 Minuten lang auf die Haut einwirken lassen. Das Gesichtsdampfbad sollte 2-mal wöchentlich durchgeführt werden.

Heilerde

Heilerde besteht aus fein pulverisiertem Löss und wird sowohl innerlich als auch äußerlich angewendet (in Reformhaus und Apotheke erhältlich), zum Beispiel bei Magen-Darm- und bei Hauterkrankungen. Die individuelle Dosierung richtet sich nach der Art der Anwendung (Beipackzettel beachten).

Heilpflanzen-Tees

Teezubereitungen aus Arzneipflanzen gehören seit Jahrhunderten zu den Heilmittelanwendungen der Volksheilkunde. Spezielle Teemischungen erhalten Sie in der Apotheke.

Kamillentee – ein Aufguss von Kamillenblüten – wirkt entzündungshemmend, krampflösend und antibakteriell. Die in diesem Ratgeber empfohlene Anwendung ist ein Kamillen-Dampfbad bei Akne und unreiner Haut.
Zinnkraut-Tee (Ackerschachtelhalm) – das Kraut ist reich an Kieselsäure und wirkt harntreibend – wird in der Volksheilkunde bei Gelenkbeschwerden empfohlen.

Iontophorese

Das Einbringen von pflanzlichen, mineralischen oder organischen Wirkstoffen über die Haut in den Körper (Ionto – von Ionen). Die Iontophorese erfolgt mit Hilfe von Strom (galvanischen oder Hochfrequenz-Strömen).

Isopathie

Ein aus der Homöopathie abgeleitetes Verfahren, bei dem der Patient nicht mit ähnlichen, sondern mit gleichen Stoffen (iso: gleich, pathos: Krankheit) behandelt wird. Zum Beispiel mit Aufbereitungen von Krankheitsprodukten (Nosoden), die als homöopathische Mittel hergestellt werden, so zum Beispiel aus dem abgetöteten Herpes-Virus die Herpes-Nosode.

Kinesiologischer Muskeltest

Eine diagnostische Methode, bei der über die Reaktion (stark/schwach) von Muskeln Medikamente oder belastende Substanzen wie Allergene individuell am Patienten ausgetestet werden können.

Mikrotest

Der Mikrotest zählt zu den Methoden der bioelektronischen Diagnostik (= Elektroakupunktur-Verfahren). Beim Patienten werden mit Hilfe eines Messgriffels Akupunkturpunkte gemessen sowie die Reaktion auf Testsubstanzen wie Allergene, Schüßler-Salze, Bach-Blüten oder Heilsteine, die in den Messkreislauf eingebracht sind. Der Mikrotest ermöglicht auch Testungen über Blut, Urin oder Speichel des Patienten, ohne dass der Patient an-

WICHTIG

Eine Kur mit einem speziellen Heiltee sollte niemals länger als vier Wochen durchgeführt werden. Verbindlich ist die von Arzt oder Heilpraktiker verordnete Einnahmedauer.

REZEPT
Für einen Frischpflanzensaft (1 Glas) nehmen Sie 5–10 Blätter frischer Pflanzen und pürieren diese mit Heilwasser in einem Mixer. Umgehend trinken.

wesend sein muss. Eine Therapie nach dem Resonanzprinzip ist ebenfalls möglich. (Adressen, → Seite 123)

Pflanzensäfte (Frischpflanzensäfte)

Der Apotheker Walther Schoenenberger hat in den 30er Jahren des vorigen Jahrhunderts eine Methode entwickelt, um aus frischen Arznei-, Obst- und Gemüsepflanzen naturreine Presssäfte herzustellen, die ohne Konservierungsstoffe haltbar gemacht werden (in Reformhaus, Drogerie und Apotheke erhältlich). Eine Kur mit Frischpflanzensäften sollte vier Wochen dauern (1 Glas pro Tag).

Peloid-Packung

Der in der physikalischen Therapie eingesetzte Peloid (Soleschlick) ist ein natürlicher Mineralschlick, der sich im Laufe der Zeit in Salzstollen bildet (kristallisiert). Die Bestandteile werden mit einer Spezialmühle fein gemahlen und mit Kristallsole versetzt. Peloid-Packungen ernähren die Haut und die einzelnen Zellen vermehrt mit Wasser und Salzen. Bei Hautproblemen (Akne, Falten, Cellulite) und Gelenkerkrankungen sind Peloid-Packungen wirkungsvoll (Bezugsadresse → Seite 123).
Eine Gesichtsmaske (Lippen und Augen freilassen) wird 15 Minuten lang, eine Gelenkpackung 30 bis 60 Minuten lang aufgelegt.

Schröpfen – Schröpftherapie, unblutiges Schröpfen, Schröpfkopfmassage

Bei der Behandlung mit Schröpfköpfen werden Schröpfglocken/-köpfe aus Glas oder Kunststoff auf die Haut gesetzt; mit Hilfe eines Gummisaugballs wird die darin befindliche Luft abgesaugt, wodurch im Schröpfkopf ein Vakuum mit Unterdruck entsteht. Dadurch saugt sich die Haut in die Schröpfglocke. Der Effekt: Darunterliegendes Gewebe, Muskeln und – über die Reflexbereiche des Rückens – auch innere Organe werden stärker durchblutet, Schlackenstoffe abtransportiert. Schröpfen hilft bei Muskelverspannungen (Muskelhartspann) und organischen oder Gelenkbeschwerden.

Spagyrische Blutkristallisation

Spagyrik, ein Begriff aus der mittelalterlichen Heilkunde, wird dem Arzt, Naturforscher und Philosoph Paracelsus (1493–1541) zugeschrieben; er beschrieb damit das alchemistische Vorgehen bei der Herstellung pflanzlicher Arzneimittel. Die spagyrische Blutkristallisation (→ Adressen, Seite 123), vor etwa 30 Jahren entwickelt, verwendet Blut und Urin des Patienten und fertigt daraus durch aufwendige Prozesse (Destillation, Veraschung und Filtration) individuelle Heilmittel (= Dote).

Für die Diagnostik werden die bei diesem Prozess gewonnenen Kristallbilder verwendet, um den Zustand von Organen und Geweben, Elektrosmogbelastung und Nahrungsmittelempfindlichkeiten festzustellen. Durch spagyrische Behandlung mit den Doten soll erreicht werden, dass die durch die Analyse festgestellten Organstörungen und -schwächen beseitigt und Selbstheilungsvorgänge angeregt werden.

EINNAHMEDAUER

Es wird empfohlen, die Dote mehrere Monate lang einzunehmen.

TEFRA-Hochfrequenz-Therapie

Der Erfinder Nikola Tesla entdeckte zu Beginn des 20. Jahrhunderts die Hochfrequenz-Therapie (TEFRA, aus »Tesla« und »Franz«, dem deutschen Ingenieur, der das System zusammen mit Tesla auf den deutschen Medizinmarkt brachte). Vor dem Zweiten Weltkrieg war das Gerät in Deutschland weit verbreitet.

Über Glaselektroden werden elektromagnetische Wellen (Hochfrequenz-Ströme) auf den Körper gebracht, dort erzeugen sie Wärme, eine stärkere Durchblutung und eine bessere Sauerstoffversorgung. Dies wiederum wirkt entzündungshemmend, schmerzstillend, wundheilend und regt die Organfunktionen an. Die HF-Therapie lässt sich kombinieren mit Naturheilverfahren wie Schröpfen (→ Seite 120) und Iontophorese (→ Seite 119). Durch die elektromagnetische Entladung der Ströme wird der Raumsauerstoff in Gerätnähe in Ozon umgewandelt. Seit über 80 Jahren ist bekannt, dass geringe Dosen Ozon eine entzündungshemmende und keimabtötende Wirkung haben. Die HF-Therapie wird bei Rheuma, Durchblutungsstörungen und Hauterkrankungen eingesetzt.

Bücher, die weiterhelfen

Brennan, Richard: Alexander-Technik, Aurum in Kamphausen

Ellis, Albert: Training der Gefühle, mvg Verlag, Landsberg/Lech

Gienger, Michael: Lexikon der Heilsteine, Neue Erde Verlag, Saarbrücken

Hendel, Barbara /Ferreira, Peter: Wasser & Salz – Urquell des Lebens, INA Verlags GmbH, Herrsching

Kaiser, J.: Das große Kneipp-Hausbuch, Knaur-Verlag, Weltbild, Augsburg

Pfeiffer, Carl C.: Nährstoff-Therapie bei psychischen Störungen, Karl F. Haug Verlag, Heidelberg

Rauch, Erich: Blut- und Säftereinigung – erweiterte F. X. Mayr-Kur, Haug-Verlag, Heidelberg

Schüßler, W.H.: Eine abgekürzte Therapie – Nachdruck der 25. Auflage 1998, WzG Verlag, Dormagen

Aus dem GRÄFE UND UNZER VERLAG

Elmadfa, I., Muskat, E. Fritzsche, D.: GU Kompass E-Nummern

Gensler, Petra: Kinesiologie (mit CD), Lust zum Üben

Graf, Bernhard: Heilen mit Edelsteinen

Heepen, Günther H.:
GU-Kompass Schüßler-Salze;
Der Große GU Kompass Schüßler-Salze;
Schüßler-Salze – 12 Mineralstoffe für Ihre Gesundheit;
Schüßler-Kuren Heilanwendungen mit den 12 Salzen;
GU Kompass Schüßler-Salben;
Schüßler-Salze Quickfinder;
Schüßler-Salze für Kinder

Langen, Dietrich: Autogenes Training

Lützner, Hellmut: Wie neugeboren durch Fasten; Richtig essen nach dem Fasten

Schmidt, Sigrid: GU Kompass Bach-Blüten

Zeitschrift

Weg zur Gesundheit, Zeitschrift für Biochemie,
Herausgeber: Biochemischer Bund Deutschlands e.V.
In der Kuhtrift 18
41541 Dormagen

Adressen, die weiterhelfen

Therapeutenverzeichnis, Vereinsanschriften, Seminare

Biochemischer Bund Deutschlands e.V.
In der Kuhtrift 18
41541 Dormagen
www.biochemie-net.de

Deutsche Homöopathie-Union GmbH & Co. KG (DHU)
Ottostraße 24
76227 Karlsruhe
www.schuessler.dhu.de

PASCOE Naturmedizin
Postfach 100755
35337 Gießen
www.pascoe-global.com

Bezugsadressen/ Informationen

Kristallsalz/Peloid:
Förderverein Wasser und Salz
Postfach 1330
82209 Herrsching

Mikrotest:
Mikro Medica GmbH
Günteroder Str. 29
35649 Bischoffen

Spagyrische Blutkristallisation:
HSI-Spagyrik-Institut GmbH
Spatzenstieg 1 a
38118 Braunschweig
www.hsi-spagyrik.de.

TEFRA-Hochfrequenz-Bestrahlungsapparate:
TEFRA-HF-Apparate R. Messerschmidt GmbH
Wolzogenstraße 2
14163 Berlin

Schiele-Fußbadewanne:
Fritz Schiele, Arzneibäder-Fabrik GmbH
Industriestraße 16 b
25462 Rellingen

Beschwerden- und Sachregister

Antlitzzeichen/Signaturen sowie körperliche und seelische Merkmale der Salz-Typen 1 bis 11 finden Sie im Ermittlungsbogen (Seite 53–59).

Impressum

Umwelthinweis

Dieses Buch wurde auf chlorfrei gebleichtem Papier gedruckt. Um Rohstoffe zu sparen, haben wir auf Folienverpackung verzichtet.

ISBN 978-3-8338-0498-4

1. Auflage 2007

GRÄFE UND UNZER

Ein Unternehmen der
GANSKE VERLAGSGRUPPE

100 JAHRE GANSKE VERLAGSGRUPPE

Programmleitung: Ulrich Ehrlenspiel
Redaktion: Ilona Daiker, Verena Schnapp
Lektorat: Irmela Sommer
Bildredaktion: Henrike Schechter
Layout: independent Medien-Design, Claudia Hautkappe
Herstellung: Petra Roth
Satz: Christopher Hammond
Reproduktion: Repro Ludwig, Zell am See
Druck: Firmengruppe APPL, aprinta druck, Wemding
Bindung: Firmengruppe APPL, sellier druck, Freising

Bildnachweis:

Cover: Michael Leis. Fotoproduktion: Jan Schmiedel, München: U2, S.2-3, 6-7, 8, 13, 40, 50, 63, 91, 103, U4 links. Bildagentur-online: S.87. Christian Wiese Verlag, Archiv Lapis S.99. DHU: S.9. Dr. med. Ernst Kojer: S.20. Focus/SPL: S.107. Fotofinder: S.105. Getty: S.108, 109. GU-Archiv: S. 14, 45, 83 (L. Lenz, N. Olonetzky). Jump: S.14, 38-39, U4 r. Mauritius: S. 115. Okapia: S.28, 111. Pascoe: S. 62, 66, 70, 74, 78, 82, 86, 90, 94, 98, 102. Wildlife: S. 67, 71, 75, 79, 83, 95, 106, 110, 112-114, 116 beide.

Illustrationen: Medical Art Service, Isabel Christensen, München und Isabelle Fischer, München. Terry Whelan, München: S. 16, 30.

Wir danken ...

... der Deutschen Homöopathie Union für die Bereitstellung der Schüßler-Salz-Medikamente zur Fotoproduktion.
... dem Arzneimittelhersteller Pascoe, der uns freundlicherweise die Fotografien zur Irisdiagnostik zur Verfügung gestellt hat.

Wichtiger Hinweis

Die Empfehlungen in diesem Ratgeber sind vom Autor nach bestem Wissen erarbeitet und sorgfältig geprüft worden; eine Garantie für die Wirksamkeit der Salze im Einzelfall kann jedoch nicht übernommen werden. Dieser Ratgeber kann eine ärztliche Beratung und Behandlung nicht ersetzen.

Die GU-Homepage finden Sie unter www.gu-online.de

Liebe Leserin und lieber Leser,

wir freuen uns, dass Sie sich für ein GU-Buch entschieden haben. Mit Ihrem Kauf setzen Sie auf die Qualität, Kompetenz und Aktualität unserer Ratgeber. Dafür sagen wir Danke! Wir wollen als führender Ratgeberverlag noch besser werden. Daher ist uns Ihre Meinung wichtig. Bitte senden Sie uns Ihre Anregungen, Ihre Kritik oder Ihr Lob zu unseren Büchern. Haben Sie Fragen, oder benötigen Sie weiteren Rat zum Thema? Wir freuen uns auf Ihre Nachricht!

GRÄFE UND UNZER VERLAG

Leserservice
Postfach 86 03 13
81630 München

Wir sind für Sie da!

Montag–Donnerstag: 8.00–18.00 Uhr
Freitag: 8.00–16.00 Uhr

Tel.: 0180-5005054*
Fax: 0180-5012054*

*(0,14 €/Min. aus dem dt. Festnetz)

E-Mail: leserservice@graefe-und-unzer.de

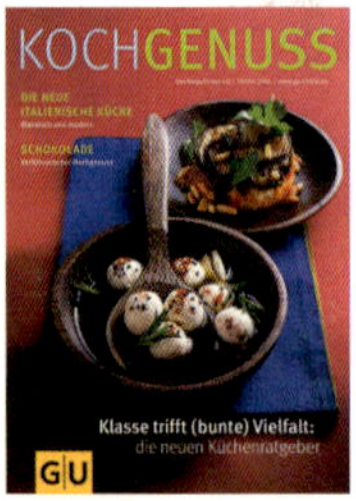

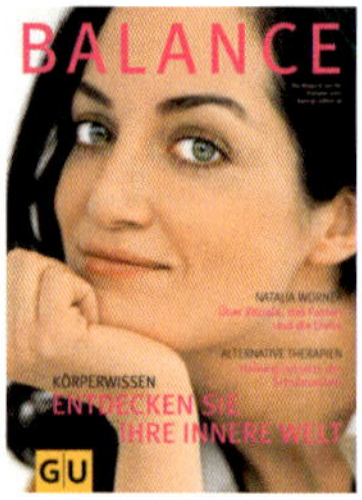

Wollen Sie noch mehr Aktuelles von GU erfahren, dann abonnieren Sie doch unseren kostenlosen GU-Online-Newsletter und/oder unsere kostenlosen Kundenmagazine.

Unsere Garantie

Alle Informationen in diesem Ratgeber sind sorgfältig und gewissenhaft geprüft. Sollte dennoch einmal ein Fehler enthalten sein, schicken Sie uns das Buch mit dem entsprechenden Hinweis an unseren Leserservice zurück. Wir tauschen Ihnen den GU-Ratgeber gegen einen anderen zum gleichen oder einem ähnlichen Thema um.

GRÄFE UND UNZER

Ein Unternehmen der
GANSKE VERLAGSGRUPPE